Mosaik bei
GOLDMANN

Buch

Wer raucht, schadet seiner Gesundheit und strapaziert seinen Geldbeutel – das weiß jeder. Doch trotzdem greifen immer noch über 17 Millionen Deutsche täglich zur Zigarette. All jenen, die bereit sind, mit dem blauen Dunst endgültig Schluss zu machen, weist dieses Buch auf humorvolle und eingängige Weise den richtigen Weg. Allen Carr räumt auf mit dem Mythos, dass es schwierig ist, mit dem Rauchen aufzuhören, und zeigt, wie man der eigenen Abhängigkeit die rote Karte zeigt. Ohne schulmeisternde Belehrungen und Schreckensszenarien macht er deutlich, was Rauchen wirklich bedeutet – und der Erfolg gibt ihm Recht. Millionen Menschen weltweit haben sich mit Hilfe der Allen-Carr-Methode von der Zigarette verabschiedet.

Autor

Der britische Bestsellerautor Allen Carr hat mit seinen Büchern weltweit Millionen Menschen von Nikotinsucht, Übergewicht und Flugangst befreit, indem er ihnen zeigte, wie sie mit seiner einzigartigen Methode ganz einfach und wie von selbst ihre Probleme hinter sich lassen. Durch den großen Erfolg seiner Allen-Carr-Methode erlangte Carr internationales Ansehen. Weltweit gibt es »Carr-Standorte« mit speziell ausgebildeten Trainern. Allen Carr starb am 29. November 2006 im Alter von 72 Jahren an Lungenkrebs. Im persönlichen Umfeld des Verstorbenen wird vermutet, dass jahrelanges Passivrauchen bei seinen Nichtraucherseminaren zu seiner Erkrankung beigetragen hat.

Von Allen Carr außerdem bei Mosaik bei Goldmann
Endlich Nichtraucher! (13664, 16401) · Für immer Nichtraucher! (16293) · Endlich Nichtraucher – für Frauen (16542) · Endlich Wunschgewicht! (16117) · Endlich fliegen ohne Angst! (16288) · Endlich ohne Alkohol! (16503) · Endlich frei von Sorgen! (16433) · Allen Carrs Nichtraucher-Tagebuch (16682) · Nie wieder Kater! (16806)

Allen Carr

Mit Illustrationen von Bev Aisbett

Endlich Nichtraucher für Lesemuffel

Es ist leichter als Sie denken, mit dem Rauchen Schluss zu machen

Aus dem Englischen
von Gabriele und Katharina Zelisko

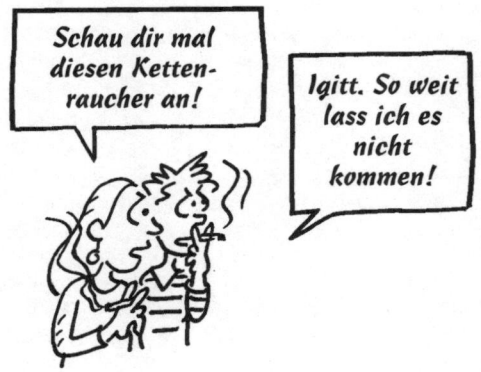

Mosaik bei
GOLDMANN

Die Ratschläge in diesem Buch wurden vom Autor und vom Verlag sorgfältig erwogen und geprüft, dennoch kann eine Garantie nicht übernommen werden. Jegliche Haftung des Autors bzw. des Verlags und seiner Beauftragten für Personen-, Sach- und Vermögensschäden ist ausgeschlossen.

FSC

Mix

Produktgruppe aus vorbildlich
bewirtschafteten Wäldern und
anderen kontrollierten Herkünften

Zert.-Nr. SGS-COC-1940
www.fsc.org
© 1996 Forest Stewardship Council

Verlagsgruppe Random House FSC-DEU-0100
Für dieses Buch verwendete FSC-zertifizierte Papier *Munken Print*
liefert Arctic Paper Munkedals AB, Schweden

1. Auflage
Deutsche Erstausgabe Oktober 2007
© der deutschsprachigen Ausgabe 2007
Wilhelm Goldmann Verlag, München,
in der Verlagsgruppe Random House GmbH
© der Originalausgabe 2006 Allen Carr's Easyway (International) Limited
Originaltitel: The Illustrated Easy Way to Stop Smoking
Originalverlag: Arcturus Publishing Limited, London
Umschlaggestaltung: Design Team München
Illustrationen: Bev Aisbett
Satz: Uhl + Massopust, Aalen
Druck und Bindung: GGP Media GmbH, Pößneck
WR · Herstellung: Han
Printed in Germany
ISBN 978-3-442-16964-1

www.mosaik-goldmann.de

Inhalt

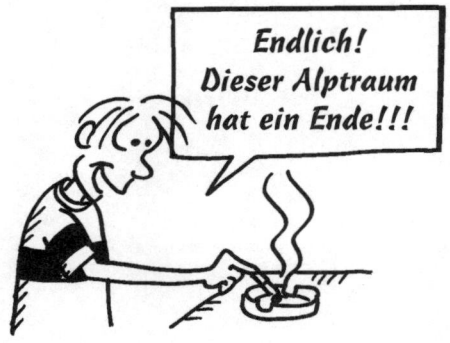

Dieses Buch ist meinen engen Mitarbeitern Robin Hayley,
John Dicey und Madeleine Mason gewidmet sowie dem
ganzen Team engagierter Therapeuten
an allen unseren Easyway-Standorten weltweit.
Sie alle haben gut bezahlte und karriereträchtige Berufe
aufgegeben, um sich für unsere Sache
einzusetzen.

Allen Carr

Für meinen verstorbenen Onkel Perry, der
einen langen, schweren Kampf gegen chronische Bronchitis führen musste. Sie war die tragische Folge davon, dass
er einfach nur das getan hat, was zu seiner Zeit alle getan
haben – damals wusste man
es eben nicht besser.

Bev Aisbett

Über Allen Carr's Easyway

Allen Carr trieb der Konsum von täglich hundert Zigaretten an den Rand der Verzweiflung, bis er schließlich 1983, nach unzähligen Versuchen aufzuhören, endlich das entdeckte, worauf die Welt schon so lange gewartet hatte – **Easyway, die einfache Art, mit dem Rauchen Schluss zu machen.**

Sein Netz an Standorten umspannt heute den ganzen Erdball. In 100 Städten, verteilt auf mehr als 30 Länder, gibt es Niederlassungen von Easyway. Die Adressen finden Sie am Ende dieses Buches ebenso wie einen Gutschein, den Sie bei der Buchung eines Seminars einlösen können (Sie werden ihn selbst nicht brauchen – geben Sie ihn an einen Freund weiter, dem er von Nutzen sein wird). Falls das Seminar für Sie nicht erfolgreich war, haben wir eine 3-monatige Geld-zurück-Garantie. Sie können nur gewinnen.

Allen Carrs Easyway-Methode gibt es auch als ausführliches Buch, als Hörbuch und auf DVD.

Sie wollen also mit dem Rauchen aufhören?

Sie haben dieses Buch gekauft.
OFFENSICHTLICH wollen Sie also mit dem
RAUCHEN AUFHÖREN!

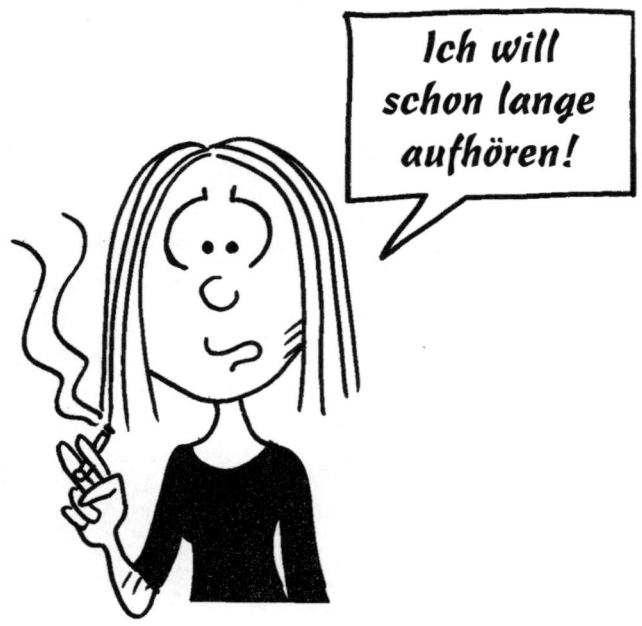

TOLL!
Die Sache ist nur die – sind Sie
auch richtig darauf **VORBEREITET**?

Und wenn ich jetzt sagen würde:

»Okay, wenn Sie es ernst meinen,
DANN HÖREN SIE
jetzt gleich **AUF!**«?

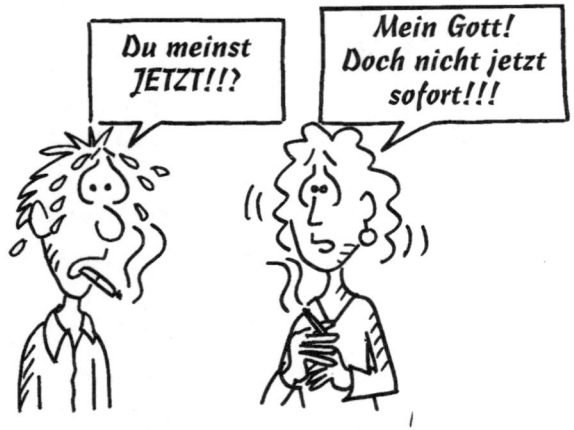

Das wäre eine ganz **NORMALE REAKTION**.

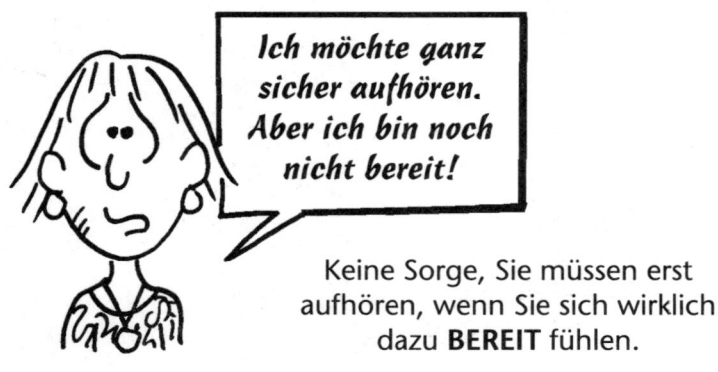

Keine Sorge, Sie müssen erst
aufhören, wenn Sie sich wirklich
dazu **BEREIT** fühlen.

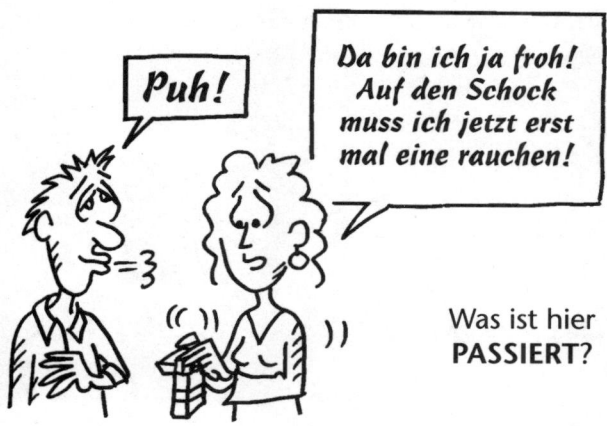

Was ist hier **PASSIERT?**

Wir haben hier ein Beispiel für das schreckliche **TAUZIEHEN** im Kopf, dem Raucher die meiste Zeit ausgeliefert sind.

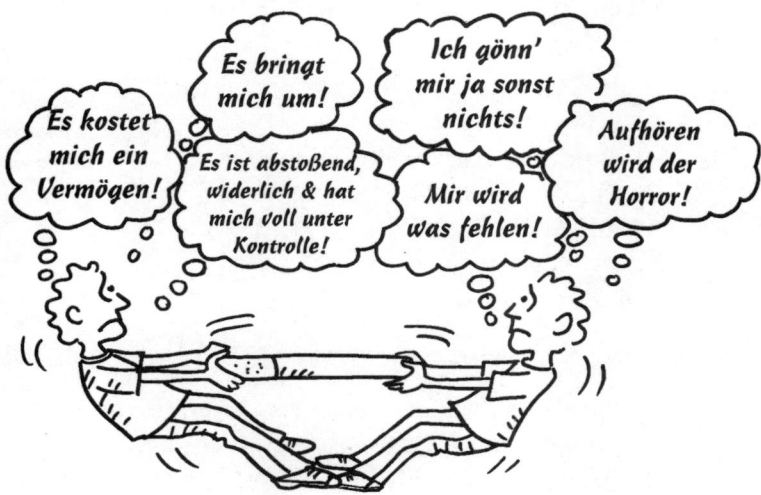

Vermutlich haben Sie schon **ZIEMLICH OFT**
versucht aufzuhören, und zwar mit ...

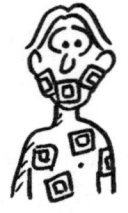

PFLASTERN

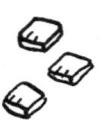

KAUGUMMIS

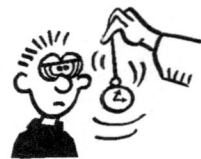

HYPNOSE

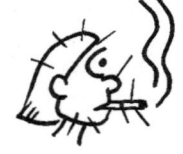

AKUPUNKTUR   oder

KOMM, DU SCHAFFST DAS,
WO EIN WILLE, DA EIN WEG,
IMMER DRANBLEIBEN!

DURCHHALTEPAROLEN

Aber früher oder später
FANGEN SIE WIEDER AN
und **HASSEN SICH SELBST**
dafür, halten sich für einen
Schwächling und Versager.

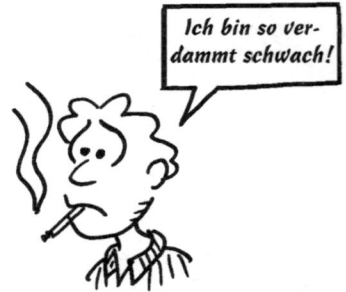

Vermutlich sind Sie inzwischen auch davon
überzeugt, dass Sie einfach nicht die
nötige **WILLENSKRAFT** besitzen.

Aber in Wirklichkeit braucht man
viel **WILLENSKRAFT**,
um ein richtiger **RAUCHER** zu sein.

Man muss dabei nämlich alle möglichen
UNANNEHMLICHKEITEN in Kauf nehmen:

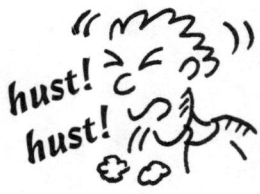

**... GESUNDHEITLICHE
PROBLEME ...**

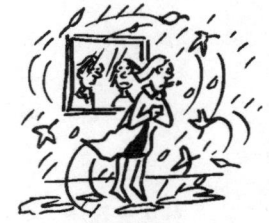

... AUSGRENZUNG ...

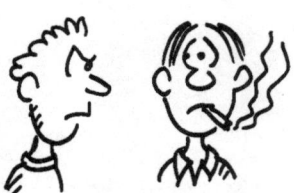

... VERACHTUNG ...

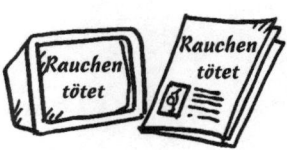

**... UNANGENEHME
NACHRICHTEN ...**

... KOSTEN ...   und

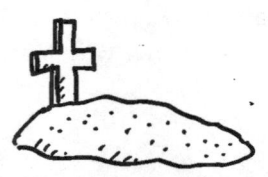

**... DÜSTERE ZUKUNFTS-
AUSSICHTEN.**

Der Einsatz von **WILLENSKRAFT** löst eine
HINTERHÄLTIGE REAKTION aus, nämlich
WIDERSTAND.

Sobald Sie anfangen, **GEGEN** etwas anzukämpfen,
wird dieses **IMMER GRÖSSER** .

Das ist Ihnen doch sicher auch schon aufgefallen:
Etwas **NERVT** Sie, und plötzlich
sehen Sie **ÜBERALL** nur noch dieses eine.

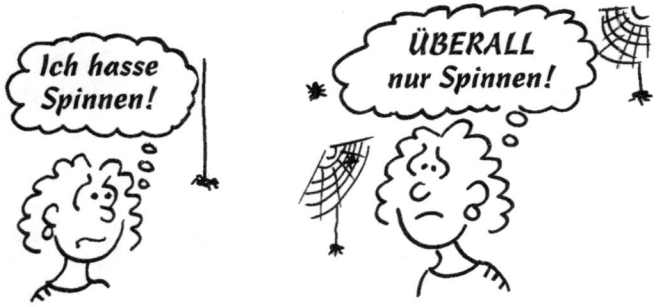

Was also passiert wohl, wenn Sie gegen etwas
ANKÄMPFEN, WIDERSTAND LEISTEN oder eben
NICHT MEHR RAUCHEN DÜRFEN?

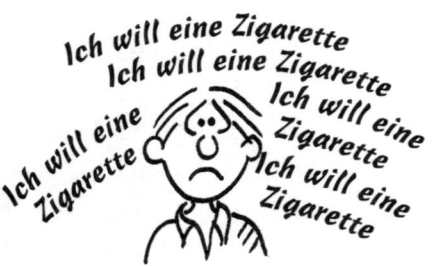

Sie denken an
**NICHTS
ANDERES**
mehr!

Je **GEWICHTIGER** die Gründe sind,
die für das Aufhören sprechen,
umso mehr geraten Sie in **PANIK**,
weil Sie aufhören **MÜSSEN!**

> *Diese Warn-
> hinweise machen
> mich fertig!*

Was passiert, wenn
Sie ständig mit
HIOBSBOTSCHAFTEN
bombardiert werden?

Es **STRESST** Sie.
Und wenn Sie gestresst sind,
RAUCHEN SIE EINE.

ANGST ⟶ STRESS ⟶ RAUCHEN

Sie wollen zwar **AUFHÖREN**,
aber Sie wollen auch **RAUCHEN!**

Am Ende führen Sie **KRIEG**
gegen sich selbst.

> *Könnte ich bloß
> rauchen, während
> ich aufhöre!*

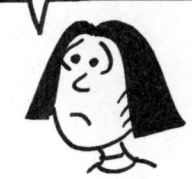

Vielleicht haben Sie sich
noch nicht **BEREIT** gefühlt
zum Aufhören, aber Sie fühlen
sich unter **DRUCK** gesetzt,
aufhören zu müssen.

Vielleicht hat Ihnen jemand, der Sie mag, dieses Buch
in die Hand gedrückt, weil er oder sie hofft,
dass Sie endlich **AUFHÖREN**.

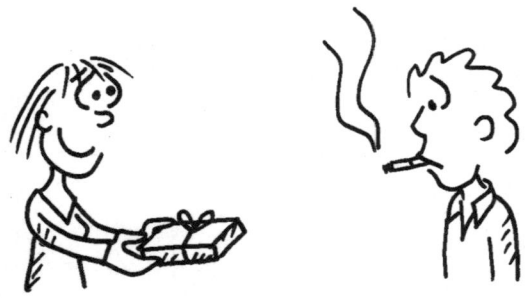

Falls es so ist, tun Sie dieser Person zumindest
den Gefallen und **LESEN** es.

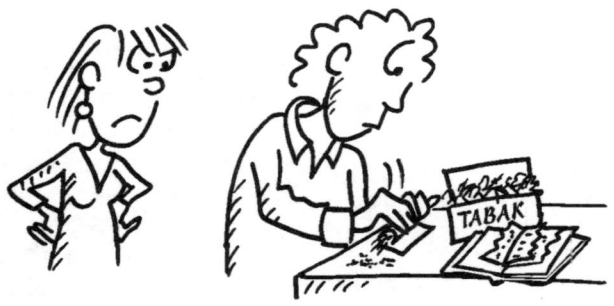

Aufhören wollen Sie schließlich sowieso,
was kann es also **SCHADEN**?

Egal was der Grund ist –
**GESUNDHEITLICHE BEDENKEN,
GELD, DAS REDEN DER ANDEREN –**
Sie selbst beschließen, dass **ES REICHT** und
machen sich bereit für einen
ernsthaften Versuch **AUFZUHÖREN.**

Sie entsorgen
Ihre ganzen
RESERVEN …

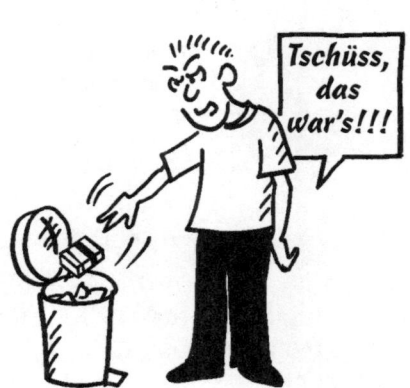

… kommen **VOLL AUF ENTZUG …**

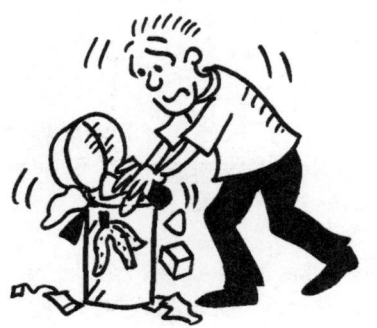

… und
SCHEITERN!!!

Über Folgendes sollten Sie einmal **NACHDENKEN:**

Sobald Sie eine Zigarette ausdrücken,
**SIND SIE BEREITS
NICHTRAUCHER...**

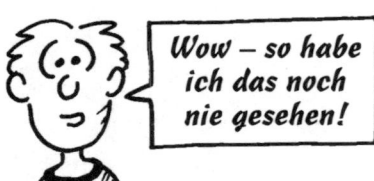

**... VORAUSGESETZT,
SIE STECKEN SICH
KEINE MEHR AN.**

Und noch eine
GUTE NACHRICHT:

Ihre Aussichten auf Erfolg sind
GERINGER, wenn Sie es mit
WILLENSKRAFT versuchen.

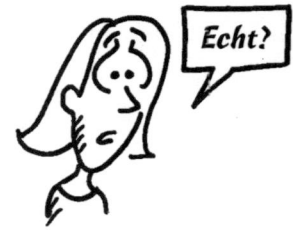

Na ja, es gibt schon ein paar Leute,
die es damit tatsächlich geschafft
haben (**GROSSES LOB!**), aber die
meisten **SCHEITERN.**

Manche müssen diese **WILLENSKRAFT VIELE JAHRE
LANG** aufbringen, um das Verlangen auf Rauchen zu
unterdrücken!

Sind diese Exraucher **FREI?**
Nein. Nicht wirklich.

Sie **MÖCHTEN** immer noch rauchen, und manche
WERDEN DIESES VERLANGEN NIE MEHR LOS.

Sie haben dauernd das Gefühl,
ein **OPFER** gebracht zu haben.

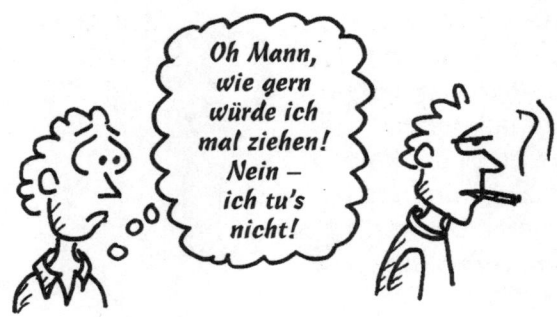

Dieser ständige Kampf macht Sie **GEREIZT**
und **MISSMUTIG.**
Sind diese Leute wirklich **NICHTRAUCHER,**
oder sind sie immer noch **RAUCHER,** die gerade
NICHT RAUCHEN?

Zwischen diesen beiden gibt es einen
GRAVIERENDEN UNTERSCHIED,
der genauer erklärt werden muss.

Frage: WAS IST DER UNTERSCHIED ZWISCHEN EINEM RAUCHER UND EINEM NICHTRAUCHER?

Na ja, das könnte man dann so verstehen, dass man nur **RAUCHER** ist, wenn man gerade raucht. Und in der Zeit zwischen zwei Zigaretten wäre man dann, wie bereits erwähnt, **NICHTRAUCHER**.

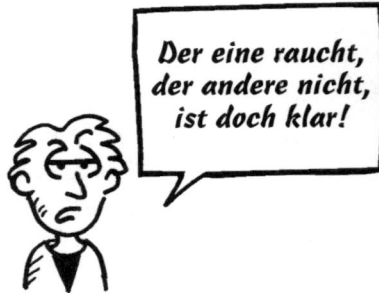

Der eine raucht, der andere nicht, ist doch klar!

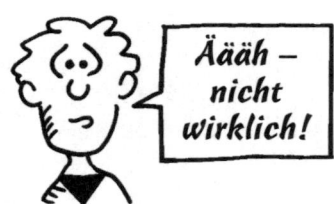

Äääh – nicht wirklich!

Aber **FÜHLEN** Sie sich zwischen zwei Zigaretten als **NICHTRAUCHER**?

Aber was macht dann den Unterschied?

AUFHÖREN?

(Gute Idee, nebenbei bemerkt!)

Antwort: DER NICHTRAUCHER HAT KEIN VERLANGEN NACH EINER ZIGARETTE.

Folglich ist eine Person, die zwar »**AUFGEHÖRT**« hat, aber immer noch Verlangen nach einer Zigarette verspürt, nach wie vor **ABHÄNGIG**!

Nicht **KÖRPERLICH**, aber **PSYCHISCH**.

Dasselbe gilt auch für **ERSATZSTOFFE** wie **PFLASTER, TABLETTEN** oder **SPRAYS**. Im **KOPF** sind Sie noch **ABHÄNGIG** – Sie **ERSETZEN** lediglich das eine durch das andere.

Anstatt sich **FREI** zu fühlen, **RASTEN SIE FAST AUS** bei dem dauernden, bohrenden Gedanken:

»Ich will eine Zigarette!«

Und irgendwann wird es Ihnen einfach **ZU VIEL**. Sie geben auf und stecken sich diese erste **ZIGARETTE** an…

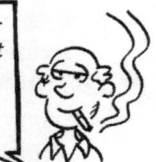

Das ist o. k. – Ich habe jetzt 6 Stunden nicht geraucht…

… und dann die **NÄCHSTE**…

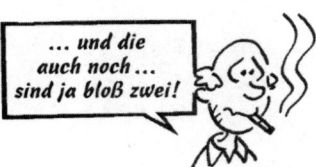

… und die auch noch … sind ja bloß zwei!

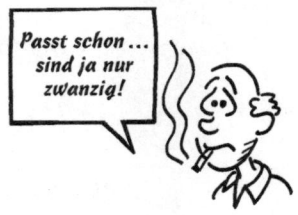

Passt schon … sind ja nur zwanzig!

… und dann noch den **REST**!

FREI ZU SEIN bedeutet, nie wieder
nach einer Zigarette zu **LECHZEN**,
nie wieder eine zu **WOLLEN** oder zu **BRAUCHEN**.

Um dorthin zu kommen, müssen Sie verstehen,
WAS TATSÄCHLICH ABLÄUFT, wenn Sie rauchen.

Alle **RAUCHER** sind am Anfang
GELEGENHEITSRAUCHER und glauben,
sie haben das Rauchen unter **KONTROLLE**.

Sie denken eigentlich gar nicht **DARÜBER NACH**.

Jegliche Probleme liegen in weiter Ferne, in einer nicht
greifbaren, noch unbestimmten Zukunft.
Wenn es so weit ist, wird man schon damit
zurechtkommen.

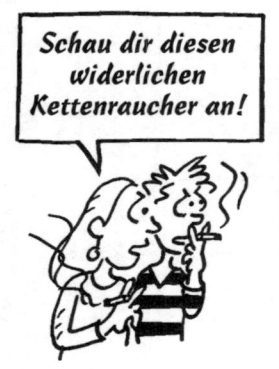

Und wenn diese ferne Zukunft
plötzlich Gegenwart ist,
ist es **ZU SPÄT**.

Sie sind **GEFANGEN**.

Wer übt dann in Wahrheit die **KONTROLLE** aus?
BINGO!

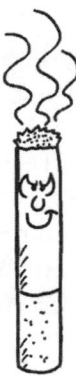

Das Problem mit dem Rauchen ist für Sie also
noch etwas, worum Sie sich in der **ZUKUNFT**
kümmern werden. Aber wie wissen Sie, wann es Zeit
ist aufzuhören?

Wenn Sie erfahren, Sie haben
CHRONISCHE BRONCHITIS oder **LUNGENKREBS?**

Oder es droht eine
AMPUTATION?

Wie lange können Sie in der ständigen **ANGST** leben,
die nächste Zigarette könnte die sein,
die den **KREBS** auslöst?

Aber das alles **WISSEN** Sie ja **BEREITS,**
oder etwa nicht?

Aber warum haben Sie dann noch immer nicht
AUFGEHÖRT?

Zum einen ertragen Sie die Vorstellung nicht,
auf Ihren **GENUSS** oder Ihre **STÜTZE** zu verzichten.

Zum anderen glauben Sie, süchtig zu sein.
Und einmal Raucher, immer Raucher.

Lassen Sie sich von diesen Gedanken keine Angst
einjagen – auch **ABSCHRECKUNGSTAKTIKEN** lösen
nur **WIDERSTAND** aus.

Sie bewirken lediglich, dass Sie den Kopf
noch tiefer in den Sand stecken.

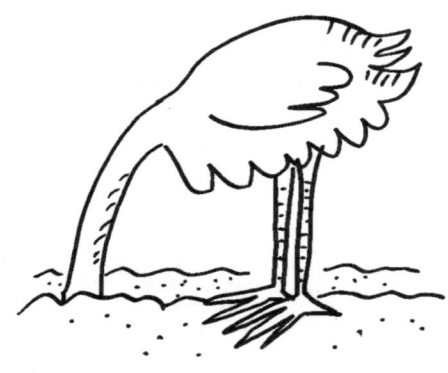

Zum Freisein hilft Ihnen nur eins:
Sie müssen sich Ihren
»KLEINEN FREUND«
mal etwas genauer ansehen.

Die Falle

Von Zigaretten abhängig zu werden, ist ein bisschen,
wie unter den Bann eines **BÖSEN ZAUBERS**
zu geraten.

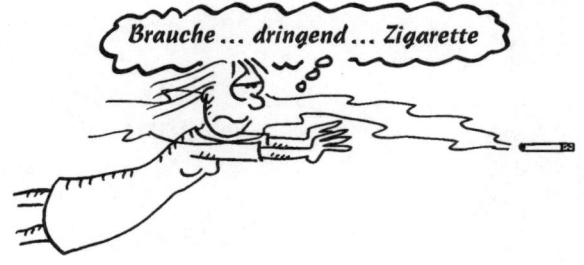

Sie denken, Sie haben alles
  unter **KONTROLLE**…

> *Ich rauche
> ganz wenig –
> ich kann sofort
> aufhören!*

Hilfe!!!

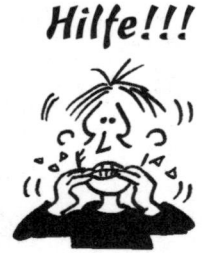

… bis Sie das erste Mal versuchen
    AUFZUHÖREN.

> *Das Leben ist
> so öde ohne
> meine Kippen!*

Die **ABHÄNGIGKEIT** gaukelt Ihnen auch vor,
    das Rauchen **BIETE** Ihnen etwas,
      was Sie ohne Zigaretten
        NICHT bekommen würden.

Diese Abhängigkeitsfalle ist
HOCHWIRKSAM und **HINTERHÄLTIG**.

Sehen wir uns einmal an, wie sie funktioniert.
Dabei hilft uns das Beispiel von der **FLIEGE**
und der **FLEISCHFRESSENDEN PFLANZE**.

Hier haben wir eine Fliege,
die fröhlich durch die
Gegend schwirrt.

Ihr **FEHLT NICHTS**
zu ihrem Glück –
die Natur sorgt dafür,
dass sie alles, was sie
zum Leben braucht,
im Überfluss hat.

Doch an diesem einen
Tag entdeckt die Fliege
zufällig diese
**UNGEWÖHNLICHE,
EXOTISCHE,
VERFÜHRERISCHE
BLÜTE** und wird
neugierig…

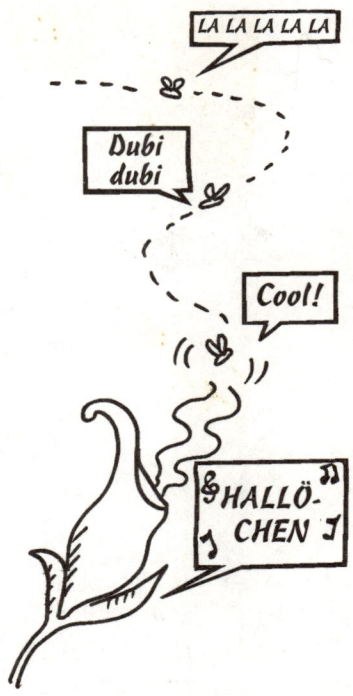

Die Fliege sieht sich die Blüte
AUS DER NÄHE an …

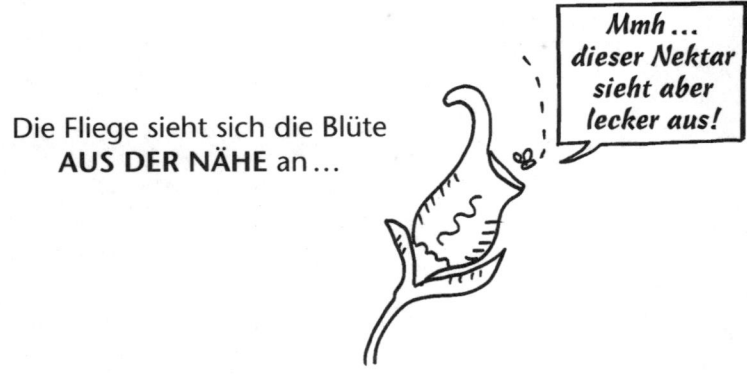

… und merkt plötzlich, dass es nur noch in
EINE RICHTUNG weitergeht.

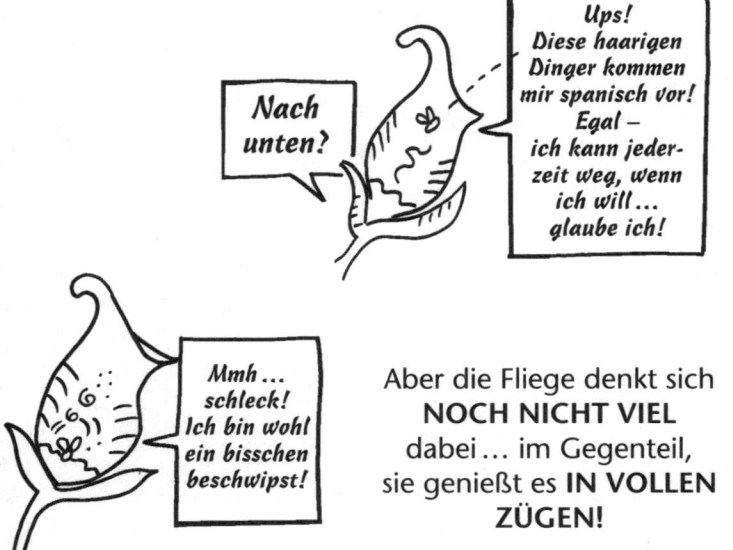

Aber die Fliege denkt sich
NOCH NICHT VIEL
dabei … im Gegenteil,
sie genießt es **IN VOLLEN
ZÜGEN!**

Doch nach einer Weile **HAT SIE GENUG**.

Was sie am Anfang so **GENOSSEN** hat,
ruft nun **ÜBELKEIT** hervor…

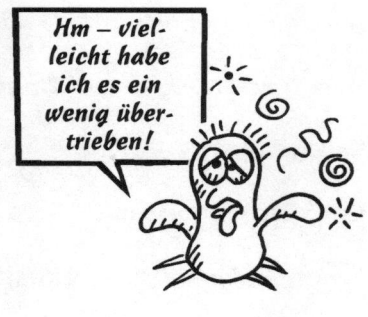

… und an diesem Punkt
dämmert ihr allmählich,
dass hier etwas **SCHLIMMES**
passieren wird…

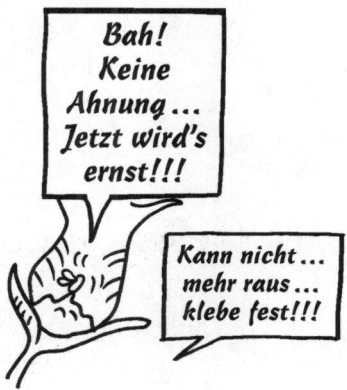

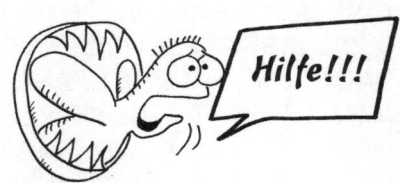

… und sie erkennt, dass der süße Nektar,
den sie so gierig verschlungen hat,
nun **SIE VERSCHLINGEN** wird!

ALLEN RAUCHERN geht es in den verschiedenen Phasen ihres Abstiegs wie der Fliege in der fleischfressenden Pflanze:

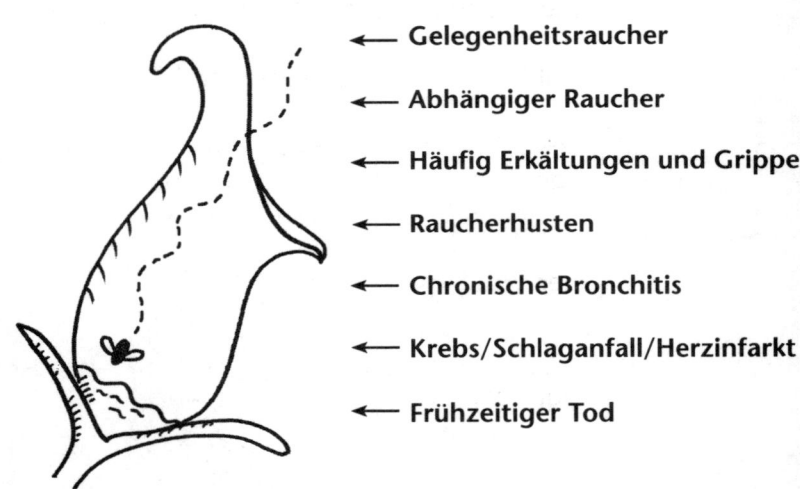

← Gelegenheitsraucher

← Abhängiger Raucher

← Häufig Erkältungen und Grippe

← Raucherhusten

← Chronische Bronchitis

← Krebs/Schlaganfall/Herzinfarkt

← Frühzeitiger Tod

Das besonders Bösartige an der Falle ist, dass sie viele Illusionen schafft:

- RAUCHEN IST GENUSS
- DIE LEUTE RAUCHEN FREIWILLIG
- ZIGARETTEN SCHMECKEN GUT
- RAUCHEN VERTREIBT LANGEWEILE
- RAUCHEN FÖRDERT DIE KONZENTRATION
- RAUCHEN HILFT GEGEN STRESS
- GELEGENHEITSRAUCHER SIND WENIGER
- ABHÄNGIG ALS STARKE RAUCHER

UND... **AUFHÖREN IST SCHWER!**

Sitzen Sie erst einmal in der Falle, haben Sie
Ihre **MACHT** an die Zigaretten abgegeben.

Raucher rauchen nicht **FREIWILLIG**.

Sie fühlen sich dazu **GETRIEBEN**.

Sie brauchen ihre **DOSIS**, damit sie das komische Gefühl
beseitigen, das entsteht, wenn sie ihre
DOSIS nicht haben.

Raucher sind **DROGENABHÄNGIGE**.

Sie halten sich also nicht für
ABHÄNGIG?

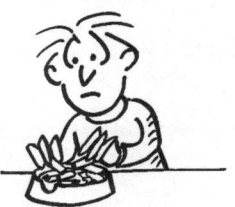

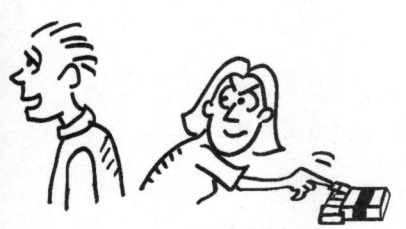

Haben Sie schon einmal
STUMMEL aus einem
Aschenbecher geraucht?

Haben Sie schon einmal
jemandem eine
Zigarette **GEKLAUT**?

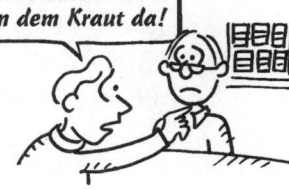

*Na gut ... dann
geben Sie mir halt
eine Schachtel
von dem Kraut da!*

Kaufen Sie **KEINE**,
wenn es Ihre **MARKE**
nicht gibt?

Haben Sie schon einmal **GELOGEN**, wie viele Zigaretten Sie wirklich rauchen?

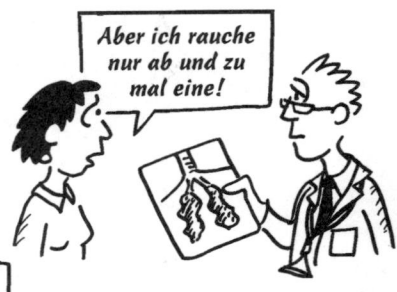

Aber ich rauche nur ab und zu mal eine!

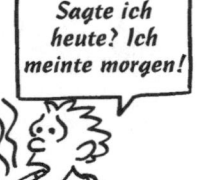

Sagte ich heute? Ich meinte morgen!

Haben Sie schon einmal anderen (oder sich selbst) gegenüber das **VERSPRECHEN GEBROCHEN**, dass Sie aufhören?

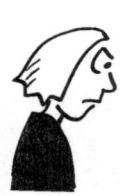

Haben Sie schon einmal **BEHAUPTET**, Sie hätten keine Zigaretten mehr, als Sie jemand um eine bat?

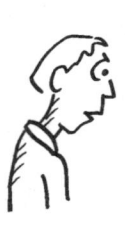

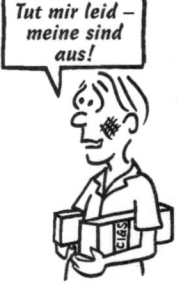

Tut mir leid – meine sind aus!

Nächste Tankstelle 1080 km

Welche **STRECKE** würden Sie zurücklegen, um an Zigaretten zu kommen?

Sie sind also bereit für Zigaretten zu **STEHLEN**, zu **LÜGEN**, zu **BETRÜGEN**, zu **HAMSTERN** und sich in **UNANGENEHME SITUATIONEN** zu bringen?

Sie sind echt **ABHÄNGIG**.

ANATOMIE EINES NIKOTINABHÄNGIGEN

FÜHLT SICH DUMM/
SCHWACH

KEIN SELBST-
VERTRAUEN

WENIG ENERGIE

ATEMPROBLEME

ANGESCHLAGENE
GESUNDHEIT

DROHENDE
AMPUTATION

ÄNGSTLICH

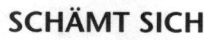

SCHÄMT SICH

SCHLECHTER ATEM

ABGEBRANNT

ANTRIEBSLOS

ÜBLE
AUSDÜNSTUNGEN

NERVÖS

VERSKLAVT

Das Schlimmste im Nikotingefängnis ist
das Gefühl, ständig in **ENTGEGENGESETZTE**
Richtungen gezerrt zu werden.

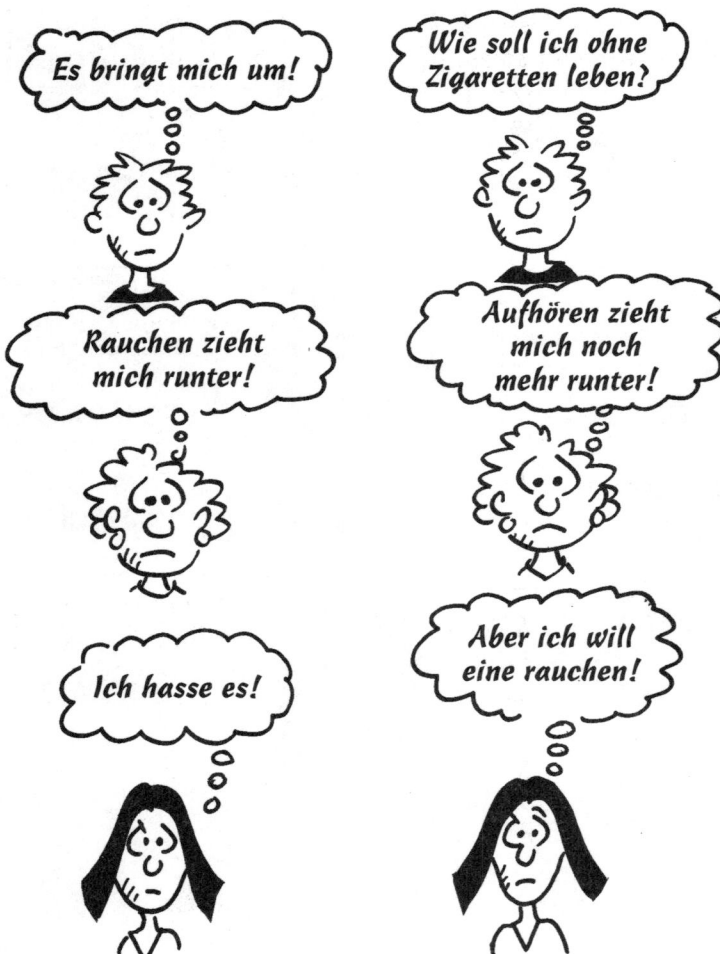

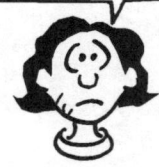

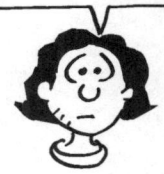

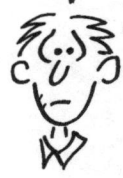

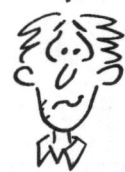

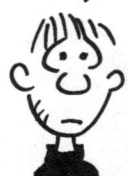

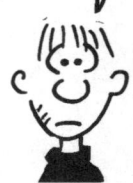

Nach all dem Für und Wider kommen Sie zu dem Schluss,
an Zigaretten muss ganz schön **VIEL DRAN** sein,
dass sie Sie trotz all der **WARNUNGEN,
GESUNDHEITSRISIKEN, ANGST, ZWEIFEL** und
Ihrem eigenen Wunsch, **NICHT ZU RAUCHEN**,
doch bei der Stange halten.

Sie denken, mit Zigaretten seien **VORTEILE**
verbunden und Sie **MÜSSEN** rauchen!

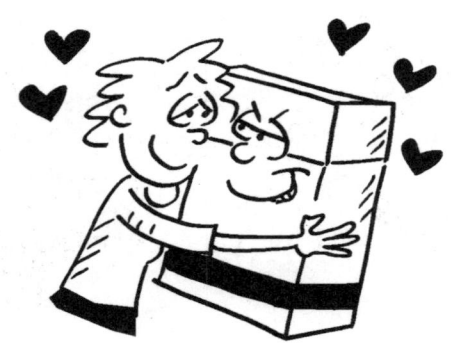

Solange Sie das glauben, haben Sie
KEINE KONTROLLE
über das Rauchen.

Genau das Gegenteil ist der Fall,
jetzt kontrolliert das **ZIGARETTENMONSTER** Sie.

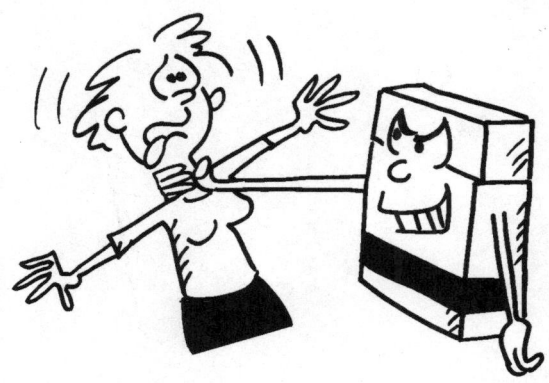

Das zweiköpfige Monster

Das **ZIGARETTENMONSTER**
ist **GERISSEN**.

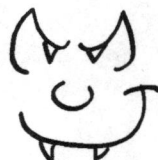

Es gibt vor, Ihr **FREUND**
zu sein.

Es tut so, als würde es
Ihnen in jeder Situation
HELFEN.

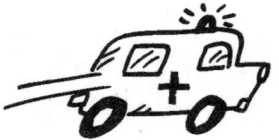

Aber in Wirklichkeit bringt
es Sie dazu zu glauben,
dass Sie ohne seine Hilfe
NICHT ZURECHTKOMMEN.
Toll! Schöner Freund!

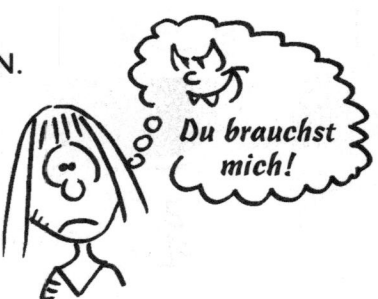

*Du brauchst
mich!*

Genau betrachtet, besteht das **ZIGARETTENMONSTER**
aus **ZWEI TEILEN**. Es gibt

das **GROSSE MONSTER**
und das **KLEINE MONSTER**.

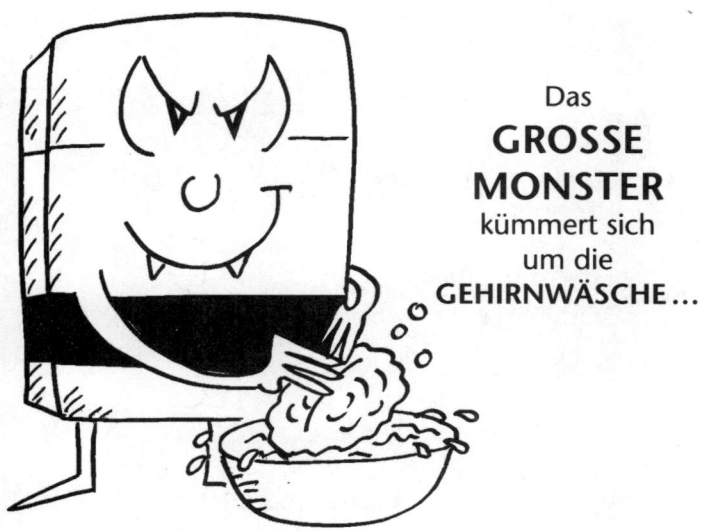

Das
**GROSSE
MONSTER**
kümmert sich
um die
GEHIRNWÄSCHE...

... und redet Ihnen ein, dass es Ihnen schlecht geht,
wenn Sie nicht rauchen, dass Sie rauchen **MÜSSEN**.

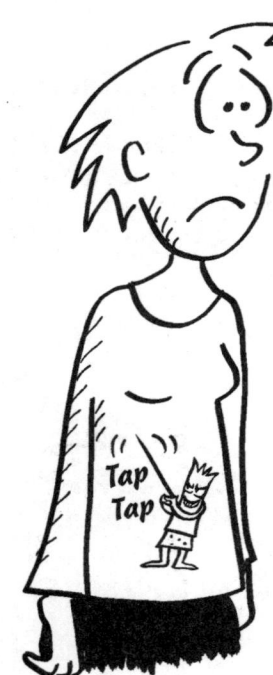

Und das **KLEINE MONSTER**
sorgt für die
ENTZUGSERSCHEINUNGEN...

... dieses Gefühl der **LEERE** und **UNSICHERHEIT**,
das Sie veranlasst, zu einer Zigarette zu greifen.

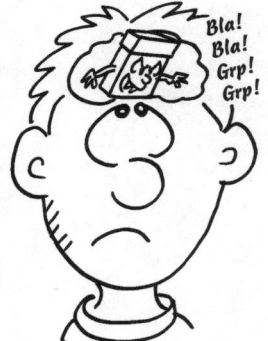

Die **ZIGARETTENMONSTER**
sind Ihre **GEFÄNGNISWÄRTER**,
BESITZER und
FOLTERER.

Die **ZIGARETTENMONSTER**
besitzen **DIE GANZE MACHT**
über Ihr Leben.

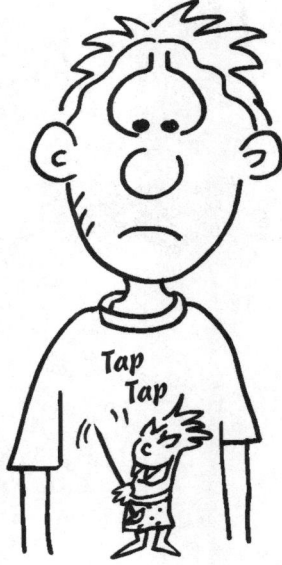

Wenn Sie nun glauben, wir
malen ein so schwarzes Bild,
weil wir es mit eben dieser
ABSCHRECKUNGSTAKTIK
versuchen, von der wir behauptet haben, sie funktioniere
nicht, dann ist das mehr als
verständlich.

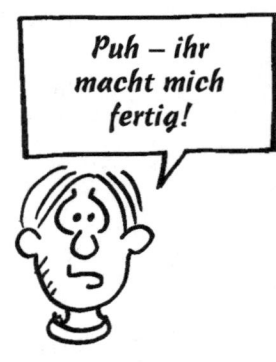

*Puh – ihr
macht mich
fertig!*

Doch sehen wir uns an dieser Stelle
ein paar Dinge genauer an...

Erstens sind das alles **FAKTEN**,
derer sich die meisten Raucher
SCHMERZHAFT BEWUSST sind
(falls nicht: Willkommen zurück in der Realität!).

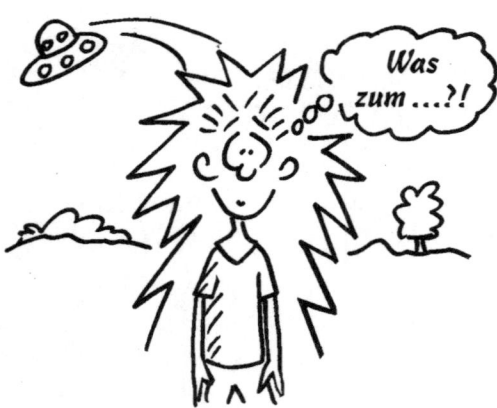

*Was
zum...?!*

Zweitens hält sich trotz aller
ABSCHRECKUNGSTAKTIKEN
hartnäckig die Meinung (selbst unter Rauchern),
das Problem mit dem Rauchen sei lediglich
eine **DUMME ANGEWOHNHEIT**, die man längst nicht
so ernst nehmen muss wie andere, »richtige« Drogen.

Anders als **ALKOHOLISMUS** wird **NIKOTIN-
ABHÄNGIGKEIT** nur selten als *KRANKHEIT* eingestuft.

Es scheint eine gängige
Auffassung
zu sein, dass Raucher
FREIWILLIG
rauchen, weil es ihnen
GEFÄLLT
und sie einfach nur
DICKKÖPFIG sind,
wenn sie sich weigern
aufzuhören.

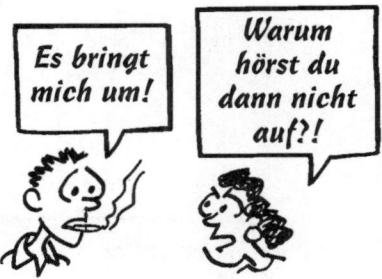

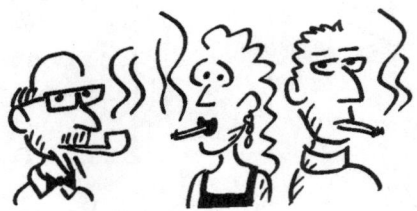

Oft herrscht die Meinung, Raucher seien einfach nur
SCHWACH, HALSSTARRIG oder schlicht und ergreifend
DUMM, was aber angesichts der breiten Bevölkerungs-
schichten, die rauchen, nicht stimmen kann!

Raucher sind ebenso intelligent und willensstark
wie alle anderen Menschen auch.

Leute, die von Drogen wie
HEROIN oder **ALKOHOL**
loskommen wollen,
können sich auf weitaus mehr
STAATLICHE HILFEN
verlassen als jene, die sich
von ihrer Nikotinabhängigkeit
befreien möchten.
Dabei gilt **NIKOTIN** als weitaus schlimmeres
SUCHTMITTEL als **HEROIN!**

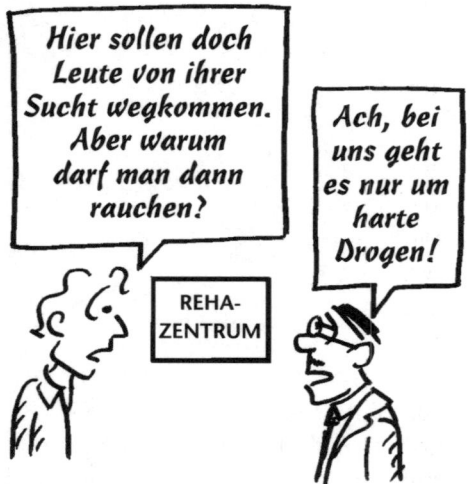

Also steht der arme
Raucher, der aufhören will,
ziemlich **ALLEIN** auf weiter Flur
und erfährt in der Regel wenig
**UNTERSTÜTZUNG, MIT-
GEFÜHL** oder **VERSTÄNDNIS**
für die inneren Kämpfe, die er
dabei austragen muss.

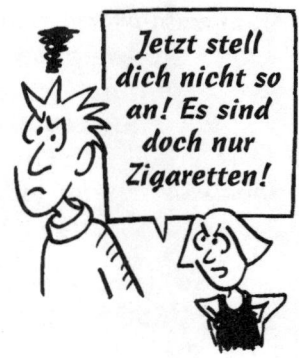

*Jetzt stell
dich nicht so
an! Es sind
doch nur
Zigaretten!*

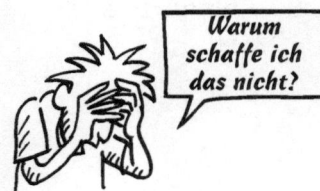

*Warum
schaffe ich
das nicht?*

Nur wenige Nichtraucher
verstehen wirklich,
was ein Raucher, der aufhören
will, es aber nicht schafft,
tatsächlich **DURCHMACHT**.

Dieser tägliche Kampf gegen den inneren Schweinehund
kann sehr **ZERMÜRBEND** sein.

Raucher, die versuchen, mit
WILLENSKRAFT aufzuhören,
verfallen mitunter in Scham und
Verzweiflung, wenn sie sich trotz
zahlreicher Vorsätze und aufrichtig
gemeinter Versprechen dennoch
eingestehen müssen, dass sie
einfach nicht dazu fähig sind, sich
aus den Fängen des **MONSTERS**
zu befreien.

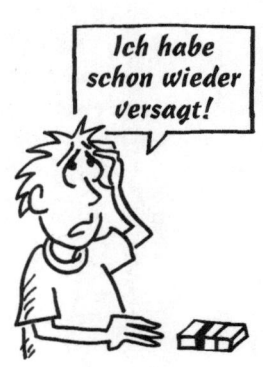

*Ich habe
schon wieder
versagt!*

Kommen wir noch einmal auf den Nikotinabhängigen
von Seite 37 zurück und betrachten wir diese Person,
die gut und gerne auch **SIE** selbst sein könnten,
nun einmal mit echtem **Mitgefühl.**

Sehen Sie ihn sich jetzt mit den Augen eines **FREUNDES**
an.

Wir haben hier einen
**FÜRSORGLICHEN,
WARMHERZIGEN,
LIEBEVOLLEN,
GROSSZÜGIGEN**
Menschen in einem
AUSGEKLÜGELTEN Körper,
der als Krone der Schöpfung
gilt, aber in den Fesseln
seiner **ABHÄNGIGKEIT**
gefangen ist.

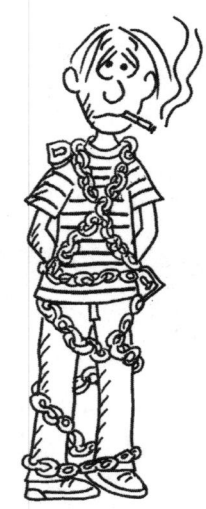

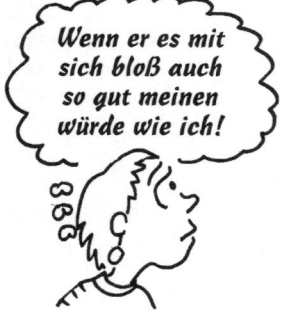

*Wenn er es mit
sich bloß auch
so gut meinen
würde wie ich!*

Vielleicht wäre es einfacher,
wenn wir **SCHAM** und
SCHULDGEFÜHLE ablegen
und mehr **VERSTÄNDNIS**
und **NACHSICHT** für uns
selbst aufbringen würden.

Dass unser Körper **ÜBERHAUPT** mit Nikotin fertig wird,
obwohl es sich dabei um eine Substanz mit extrem
hohem Gefahren- und Suchtpotential handelt,
schlimmer noch als **HEROIN** und **ALKOHOL**, zeigt,
was für ein **WUNDERWERK** er ist.

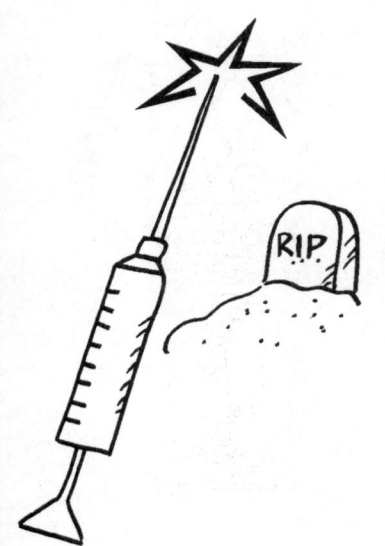

Würde man Ihnen den
Nikotingehalt **EINER
EINZIGEN ZIGARETTE**
direkt in eine Vene injizieren,
wäre das Ihr Tod.

DIE GUTE NACHRICHT

Wenn Sie mit dem Rauchen aufhören, dauert es
nur **WENIGE TAGE**, bis Ihr Körper das Nikotin aus-
geschieden hat, und er macht sich **SOFORT**
an die Arbeit, den Schaden zu reparieren.

Haben Sie sich erst einmal von den
PSYCHOLOGISCHEN FESSELN
(der **GEHIRNWÄSCHE DES GROSSEN MONSTERS**)
befreit, kommen Sie ganz leicht mit den
KÖRPERLICHEN WEHWEHCHEN zurecht.

Selbst **STARKE RAUCHER** können ohne Probleme längere
Perioden abstinent bleiben, etwa …

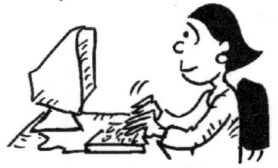

IM FLUGZEUG   **BEI DER ARBEIT**

oder **IM KRANKENHAUS**.

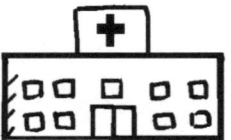

Die **KÖRPERLICHEN ENTZUGSERSCHEINUNGEN**
sind nicht einmal so stark, dass sie Sie aus
dem Schlaf reißen würden.

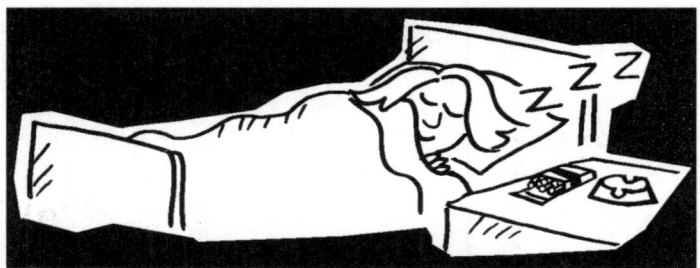

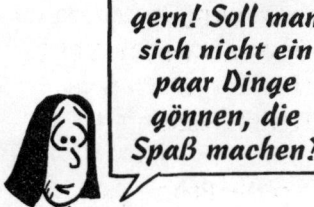

Aber ich rauche gern! Soll man sich nicht ein paar Dinge gönnen, die Spaß machen?

Schon, aber über etwas sollten wir nachdenken...

RAUCHERN MACHT DAS RAUCHEN KEINEN SPASS!

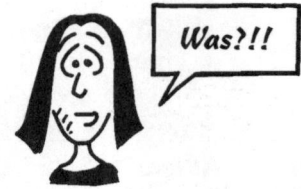

Was?!!

Einspruch! Es gibt Momente, in denen eine Zigarette der pure Genuss ist!

Klar, Sie meinen die **LIEBLINGSZIGARETTEN**...

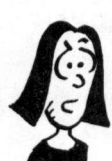

... die **ERSTE** am **TAG**

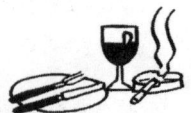

... die nach dem **ESSEN** oder zu **ALKOHOL**...

Keuch keuch

... die nach dem **SPORT**...

... und in den **PAUSEN**...

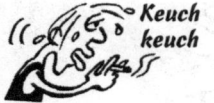
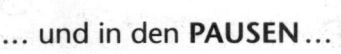

Alle diese Zigaretten haben gemeinsam, dass seit Ihrer letzten Dosis eine Weile vergangen ist und Ihnen daher die Erleichterung besonders groß erscheint.

Sie verbinden diese Erleichterung mit der Situation, in der Sie sich gerade befinden, und das wiederum verstärkt die **GEHIRNWÄSCHE**.

Und schließlich können Sie diese Situationen nicht mehr genießen, ohne zu rauchen.

DER EINZIGE »GENUSS« AM RAUCHEN BESTEHT DARIN, DASS ES DAS VERLANGEN NACH NIKOTIN VERMINDERT.

Beschäftigen wir uns damit etwas eingehender:
DAS IST EIN WOHLFÜHL-THERMOMETER...

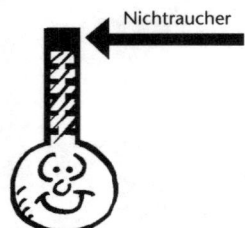
Nichtraucher

... und das Ihre **WOHLFÜHL-TEMPERATUR** an einem guten Tag, bevor Sie mit dem Rauchen angefangen haben.

Dann stecken Sie sich Ihre erste Zigarette an und das **KLEINE MONSTER** wird geboren.

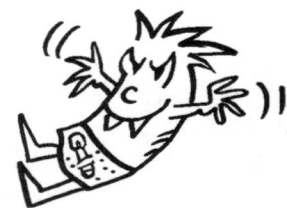

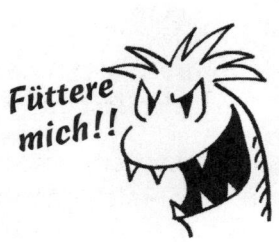

Füttere mich!!

DAS KLEINE MONSTER
hat einen **RIESENAPPETIT**
und will schon sehr bald wieder
GEFÜTTERT werden…

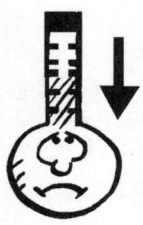

… und Ihr **WOHLBEFINDEN**
sinkt, weil Sie sich infolge
Ihrer körperlichen Reaktion
auf den **NIKOTINENTZUG**
LEER und **UNSICHER** fühlen…

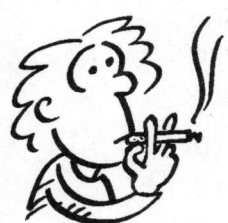

… also geben Sie dem Monster
wieder **FUTTER**.

Das verschafft Ihnen eine gewisse
ERLEICHTERUNG…

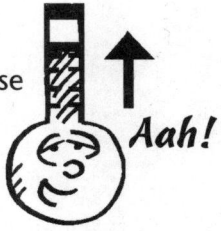

Aah!

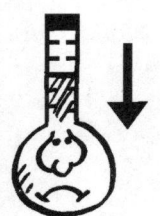

… bis das Monster wieder Hunger
bekommt!

Und so geht es …
immer **WEITER** und
WEITER …

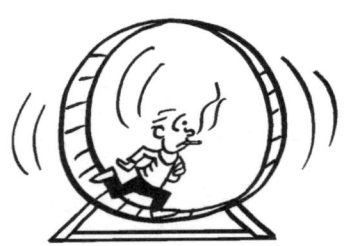

Im Lauf der Zeit gewöhnt sich der Körper an die Droge,
so dass Rauchen nur noch **TEILWEISE** Erleichterung
bewirkt und Sie sich noch **HÄUFIGER** noch **MEHR**
gestresst fühlen und **MEHR RAUCHEN** müssen.

Egal wie viel Futter Sie dem **KLEINEN MONSTER** geben,
Sie erreichen nie mehr den Grad des **WOHLBEFINDENS**,
den Sie kannten, als Sie noch nicht geraucht haben.

Selbst in Ihren besten Phasen werden Sie sich
GESTRESSTER UND WENIGER ENTSPANNT
fühlen als zu Ihren Zeiten als Nichtraucher.

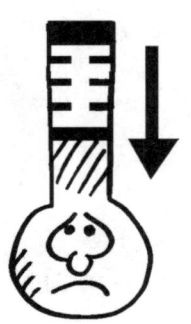

Der konstante Verfall der
GESUNDHEIT, Gefühle von **SCHAM,**
VERACHTUNG und **VERSKLAVUNG**
sowie die **DAUERNDE ANGST** vor
Krankheit oder Tod, die im Hinter-
grund lauert, sorgen dafür, dass es
mit Ihrem Wohlbefinden **IMMER**
WEITER BERGAB geht.

Immer noch **NICHT**
überzeugt, dass Rauchen
kein **GENUSS** ist?

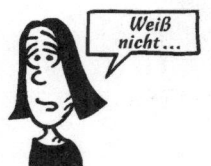

Weiß nicht...

Gut, dann stecken Sie sich
jetzt eine an und
INHALIEREN KRÄFTIG
sechsmal hintereinander.

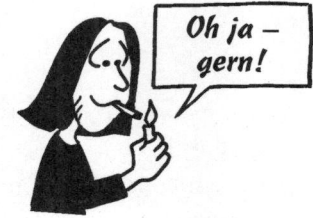

*Oh ja –
gern!*

Und beschreiben Sie nun den
GENUSS, den Sie dabei
empfinden.

Rauchen Sie
NOCH EINE.

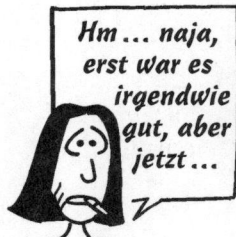

*Hm ... naja,
erst war es
irgendwie
gut, aber
jetzt ...*

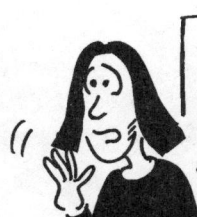

*Ähm ... nein
danke! Ich will
jetzt keine mehr –
bin ja gerade erst
mit der hier fertig!*

Warum nicht, wenn es so **GENUSSVOLL**
ist, wie Sie behaupten?

Es geht nicht um den **GENUSS**.
Es geht um das **ANHEBEN** des **NIKOTINSPIEGELS**,
um das Abstellen der **ENTZUGSERSCHEINUNGEN**,
die nach der letzten Zigarette eingesetzt haben.

Sie können **NICHTS** dafür!

Sie brauchen

HILFE!

Kein Problem – **DIE RETTUNG NAHT!**

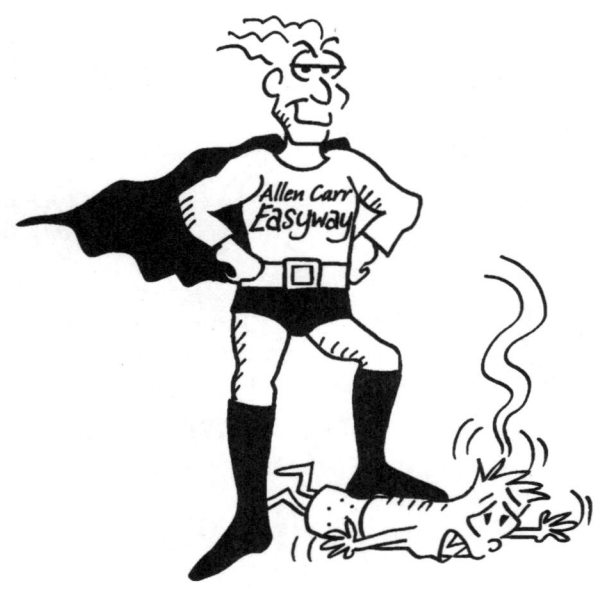

Sie müssen anfangen,

AUF SICH ZU ACHTEN.

HELFEN SIE SICH SELBST,

indem Sie sich

SCHRITT FÜR SCHRITT

weiter durch dieses Buch arbeiten.

Ohne Wenn und Aber

WICHTIGE ANMERKUNG:

**SIE KÖNNEN WEITERRAUCHEN,
BIS ES »KLICK« GEMACHT HAT!**

**SIE SOLLEN SOGAR
WEITERRAUCHEN.**

**SOLANGE IHNEN
EINE ZIGARETTE**
begehrenswert
**ERSCHEINT,
SIND SIE NOCH RAUCHER.**

**KEINE SORGE –
BEFOLGEN SIE ALLE ANWEISUNGEN
IN DIESEM BUCH UND**

ES WIRD KLICK MACHEN!

Als Erstes nehmen wir das Monster
ERBARMUNGSLOS
unter die Lupe und
sehen es als das,
was es **WIRKLICH** ist…

EINE ILLUSION!

Es ist ein bisschen wie das Ungeheuer unter dem Bett
aus Kindertagen. Erinnern Sie sich, wie **GROSS**
und **FURCHTBAR** es Ihnen erschien,
wenn Sie im Dunkeln lagen?

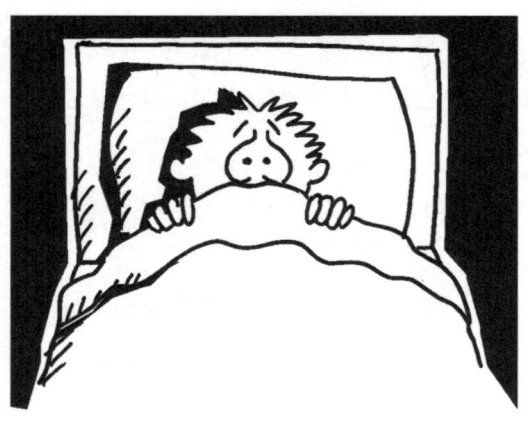

Aber nur, bis Sie endlich Ihren ganzen Mut
zusammengenommen, sich über das Bett **GEBEUGT**
und **NACHGESEHEN** haben …

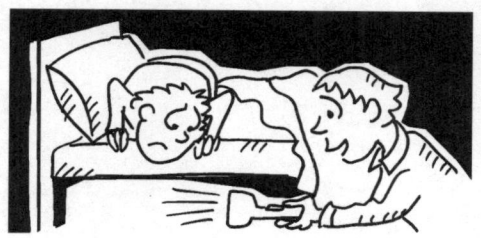

… und dort nichts war außer
einer Menge **STAUBKNÄUEL!**

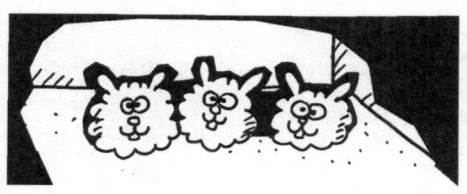

Das Monster gab es nur in Ihrer
VORSTELLUNG.

Und genauso lebt das **GROSSE ZIGARETTENMONSTER**
von Ihrer **ANGST**.

Es unterzieht Sie einer **GEHIRNWÄSCHE**,
nach der Sie denken, es ginge Ihnen **SCHLECHTER**,
wenn es nicht da wäre.

Es ist höchste Zeit, mit einigen
dieser **ILLUSIONEN** aufzuräumen.

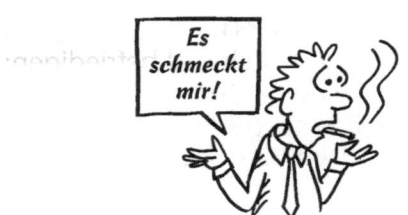
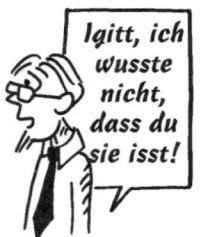

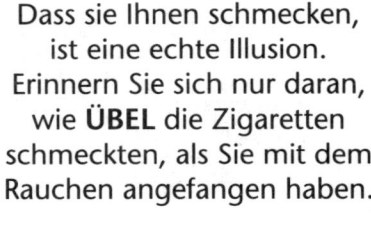

Dass sie Ihnen schmecken,
ist eine echte Illusion.
Erinnern Sie sich nur daran,
wie **ÜBEL** die Zigaretten
schmeckten, als Sie mit dem
Rauchen angefangen haben.

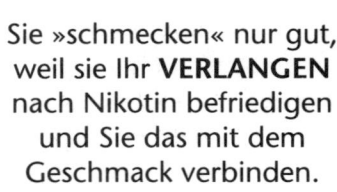

Sie »schmecken« nur gut,
weil sie Ihr **VERLANGEN**
nach Nikotin befriedigen
und Sie das mit dem
Geschmack verbinden.

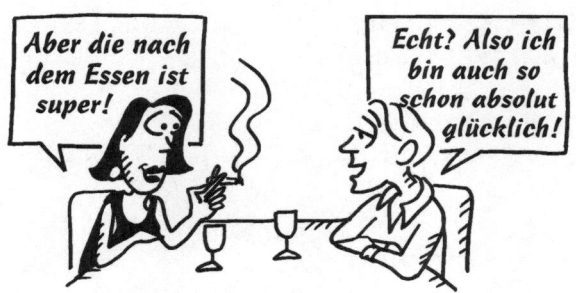

Die Zigarette nach dem Essen **SCHEINT** besonders gut,
weil Sie **DREI** Beeinträchtigungen auf einmal befriedigen:
HUNGER, DURST und das Bedürfnis nach
der nächsten **DOSIS NIKOTIN.**

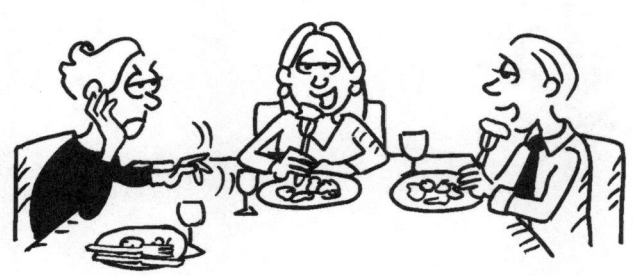

Denken Sie nur daran, wie es Sie **NERVT,**
wenn Nichtraucher sich mit dem Essen endlos Zeit lassen
und es Ihnen schon die ganze Zeit in den Fingern juckt,
sich endlich eine **ANZUSTECKEN!**

Warum sollte eine
BESTIMMTE ZIGARETTE
besser schmecken
als alle anderen aus
DERSELBEN PACKUNG?

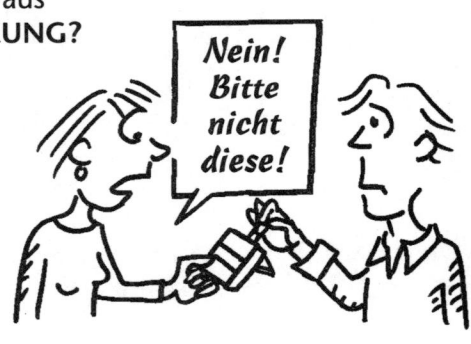

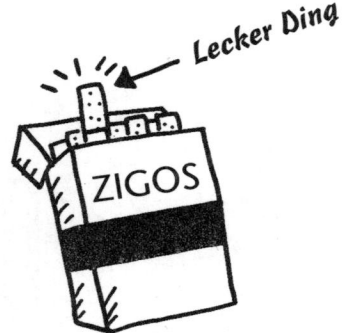

Rauchen verbessert nicht den Geschmack des Essens.

Im Gegenteil, es
TÖTET IHRE GESCHMACKSKNOSPEN.

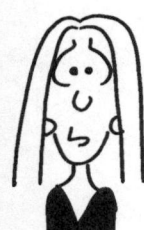

Aber ich habe Angst, dass ich zunehme, wenn ich nicht mehr rauche!

Gewichtszunahme wird nur dann ein Problem, wenn Sie ein **VERLANGEN** durch ein anderes **ERSETZEN.**

Wenn Sie allerdings froh sind, etwas los zu sein, dann müssen Sie auch **NICHTS ERSETZEN!**

Dafür werden Sie auf einmal viel mehr **ENERGIE** verspüren und **AKTIVER** sein. Ist der ganze **DRECK** erst einmal raus aus Ihrem Körper, fühlen Sie sich viel **TATKRÄFTIGER**.

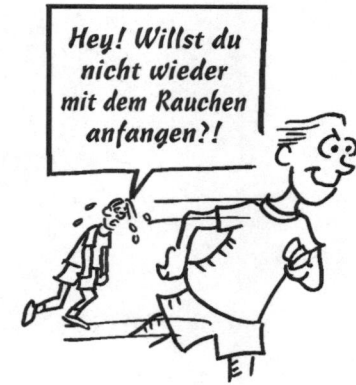

Hey! Willst du nicht wieder mit dem Rauchen anfangen?!

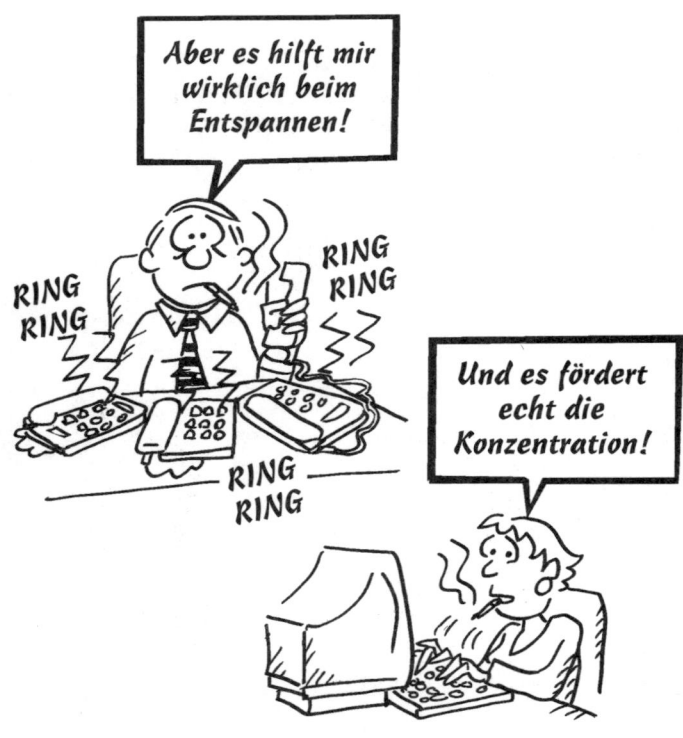

Das sind zwei der am häufigsten genannten
ILLUSIONEN
über das Rauchen.

Nehmen wir sie auseinander!

Fangen wir an mit der Illusion, Zigaretten dienten der **ENTSPANNUNG**.
Stellen Sie sich dazu vor, Sie sind heute Vormittag gemeinsam mit einem Nichtraucher unterwegs zum Zahnarzt – ein Vorhaben, das bei den meisten Menschen **ANSPANNUNG** hervorruft.

Sie sind bereits im Nachteil, weil Sie mit **STRESS** aufgewacht sind – Sie müssen Ihren **NIKOTINSPIEGEL**, der über Nacht abgesunken ist, wieder anheben.

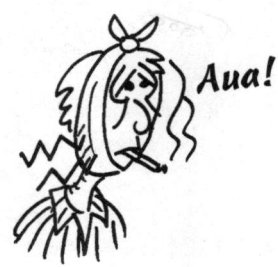

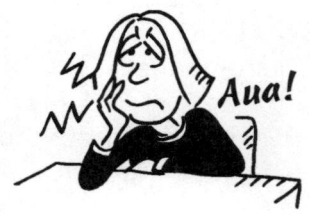

Der Nichtraucher muss sich nur um einen Stressfaktor kümmern, den **ZAHNARZTTERMIN**.

Machen wir einen **ZEITSPRUNG**
zum Ende der Behandlung.

Sie können nun beide einen tiefen Seufzer
der **ERLEICHTERUNG** ausstoßen… **ODER?**

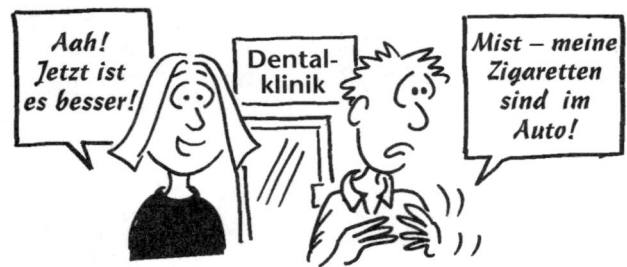

Der **WAHRE** Stress besteht beim Raucher darin,
dass er dauernd diesen unablässigen **HUNGER**,
diesen **JUCKREIZ** stillen muss,
wenn der Nikotinspiegel sinkt. Daher entsteht auch
der **EINDRUCK**, Rauchen fördere die **KONZENTRATION**.

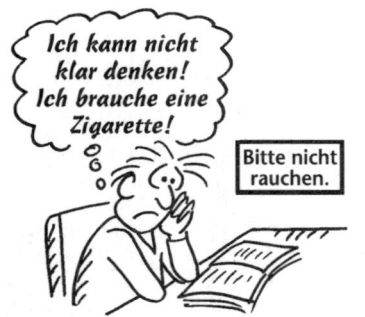

NATÜRLICH können Sie sich
nicht gut konzentrieren,
wenn Sie dauernd
ABGELENKT sind, weil Ihr
Körper unter dem Nikotin-
entzug leidet und Ihre
Gedanken ständig nur um
Zigaretten kreisen.

Nichtraucher haben dieses Problem nicht, und Sie werden
es auch nicht mehr haben, wenn Sie endlich **FREI SIND!**

Sie leiden unter

MEHR STRESS UND
KONZENTRATIONSMANGEL,

weil

SIE RAUCHEN!

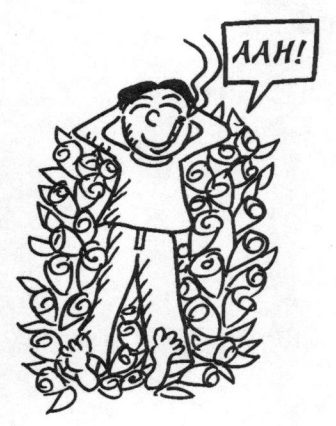

Wäre Rauchen die Antwort
auf alle Arten von Stress,
müssten Sie sich fühlen wie
AUF ROSEN GEBETTET.
Raucher hätten fast nie
Stress und Kettenraucher
wären völlig stressfrei.

Nichtraucher stehen womöglich
unter demselben **ALLTAGS-
STRESS** wie Sie, doch müssen
sie nicht zusätzlich noch die
Last des Rauchens mit sich
herumschleppen.

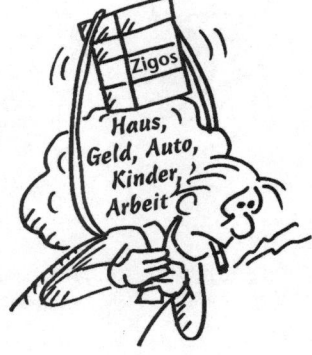

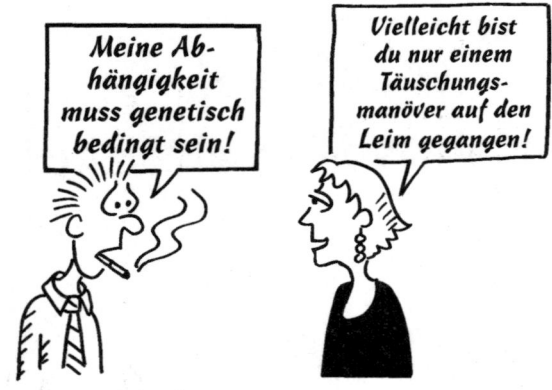

Bis zu Ihrer ersten Zigarette waren Sie nicht abhängig.
Sie haben sich die Abhängigkeit **ERARBEITEN** müssen.

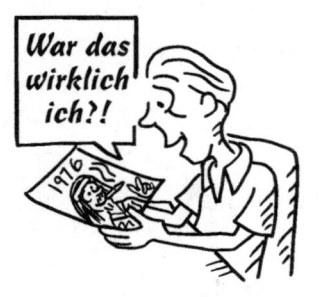

Haben Sie vor Jahren mal
ANDERE DROGEN probiert?

Sind Sie dadurch gleich
ein voll zugedröhnter
JUNKIE geworden?

Manche Menschen spielen mit dem Feuer, andere nicht.
Es ist die **DROGE**, die Sie abhängig macht,
nicht Ihre **VERANLAGUNG**.

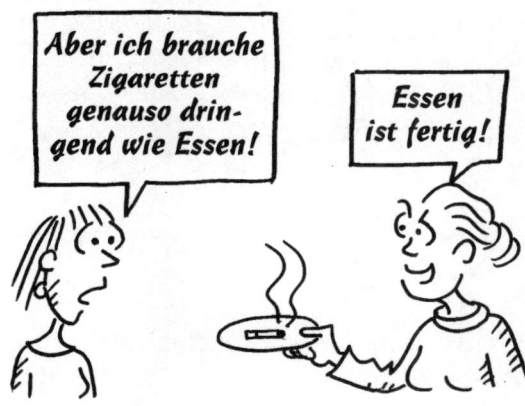

Essen ist ein **NATÜRLICHER** Vorgang. Rauchen nicht.
Sie sind nicht mit einem eingebauten **REIZ**
auf die Welt gekommen, der Sie zum Rauchen
veranlasst, so wie Hunger Sie zum **ESSEN** animiert.

Dieser Reiz wird durch das **RAUCHEN** erst **GESCHAFFEN**.

ESSEN stillt **HUNGER**.

RAUCHEN verursacht **HUNGER**…

Und der Hunger, den das Rauchen verursacht,
kann niemals komplett
GESTILLT WERDEN!

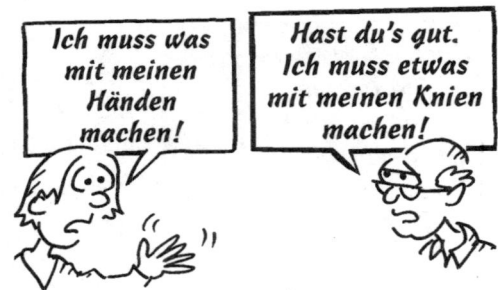

Geht es wirklich darum, dass die **HÄNDE** etwas zu tun haben müssen, wenn Sie sich eine Zigarette **ANSTECKEN**? Warum spielen Sie nicht einfach mit einer Zigarette, die **NICHT GLÜHT**?

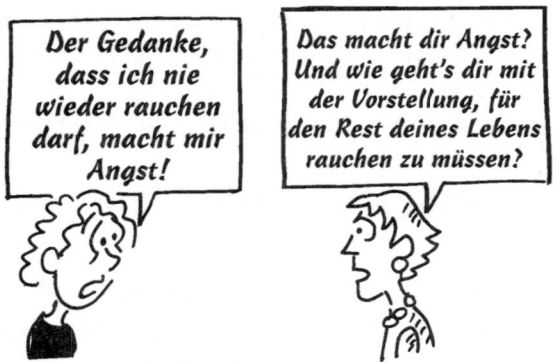

Würden Sie in **PANIK** geraten, wenn Sie niemals wieder **SCHWARZWÄLDER KIRSCHTORTE** essen dürften?

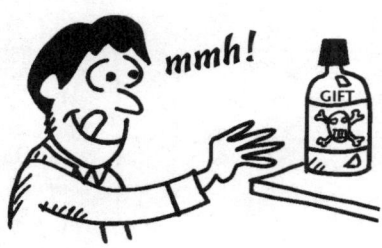

Warum sollte es Ihnen etwas ausmachen,
nicht täglich **GIFT** zu sich zu nehmen?

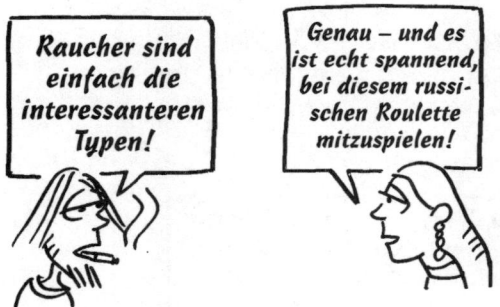

Wie wahr - Raucher sind viel, viel interessanter
als **LANGWEILIGE GESUNDHEITSAPOSTEL**.
Allein schon dieser **HUSTEN** verschafft
Ihnen **AUFMERKSAMKEIT**!

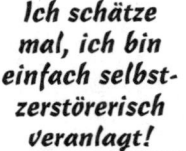

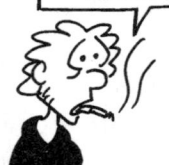

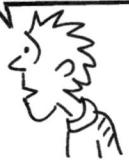

Nehmen wir an, Sie sind tatsächlich
SELBSTZERSTÖRERISCH veranlagt.
Warum machen Sie dann dauernd etwas,
von dem Sie denken, es tue Ihnen **GUT**?

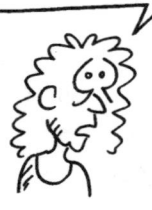

Schafft das **RAUCHEN** die Probleme
AUS DER WELT?

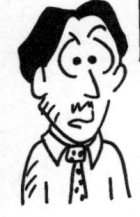

Aber Rauchen gehört zu den schönen Dingen des Lebens – wie guter Wein & Schokolade! Was soll das ganze Trara?

Würden Sie Ihre **KINDER** zum Rauchen ermuntern?

Natürlich nicht!

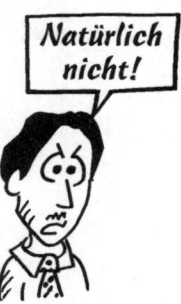

Angenommen Sie könnten Ihr Leben noch einmal von vorne anfangen – würden Sie noch einmal **FREIWILLIG** Raucher werden?

Äh ... nein!

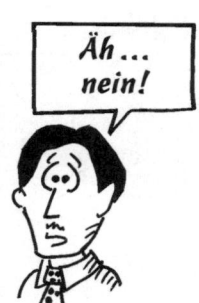

Es stellt also kein **PROBLEM** dar und es ist ein großer **GENUSS**, aber Sie würden es trotzdem nicht *EMPFEHLEN*?

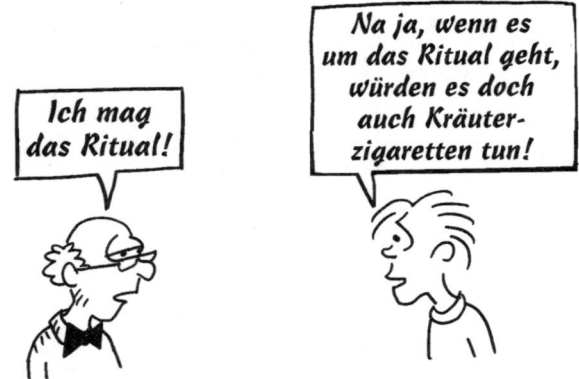

Sie müssen das **RITUAL** abhalten,
um das Nikotin in Ihren Körper zu bekommen.

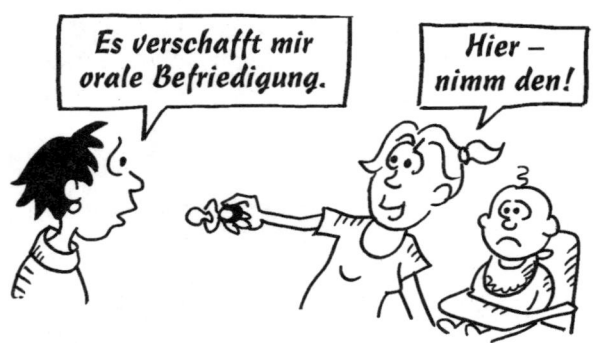

Warum die Zigarette *ANSTECKEN*
oder den Rauch *INHALIEREN*,
wenn es um die *ORALE* BEFRIEDIGUNG geht?

Nachdem Sie vom Schnuller **ENTWÖHNT** waren,
sind Sie jahrelang gut zurechtgekommen,
ohne dass Sie sich eine Zigarette in den Mund
stecken mussten.

Würden Sie mit einem **SCHNULLER**
durch die Gegend laufen?

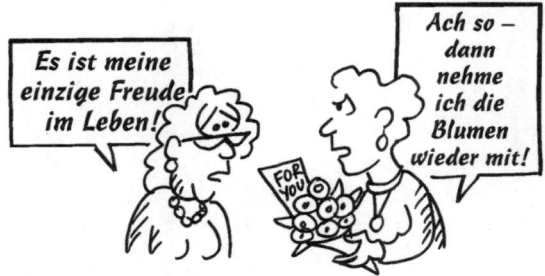

Also **MAL EHRLICH!** Was ist mit **FREUNDSCHAFTEN,
FAMILIE, SONNE, ESSEN, FREIHEIT, GESUNDHEIT,
FERIEN, NATUR… UND SO WEITER?**

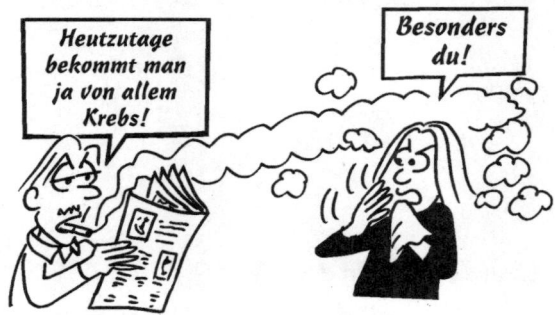

Sie haben sich einen **KREBSERREGER
ALLERERSTER GÜTE** ausgesucht!
Sie müssen ein echter **KENNER** sein!

Sie könnten auch im **LOTTO** gewinnen, für das **FERNSEHEN** entdeckt oder zum **PREMIERMINISTER** gewählt werden!

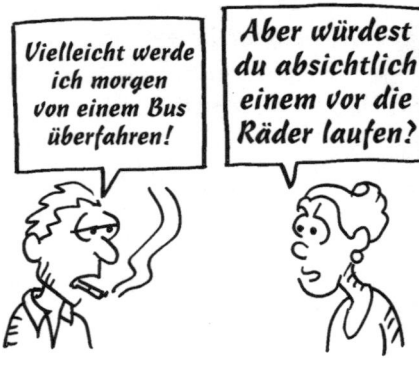

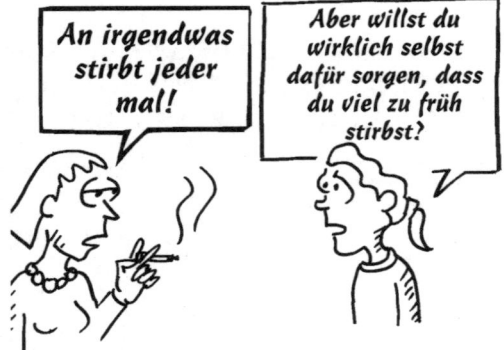

Rauchen ist **SELBSTMORD AUF RATEN**.

Und wünschen Sie sich den Übergang zum Tod wirklich als **LANGWIERIGE, GRÄSSLICHE FOLTER?**

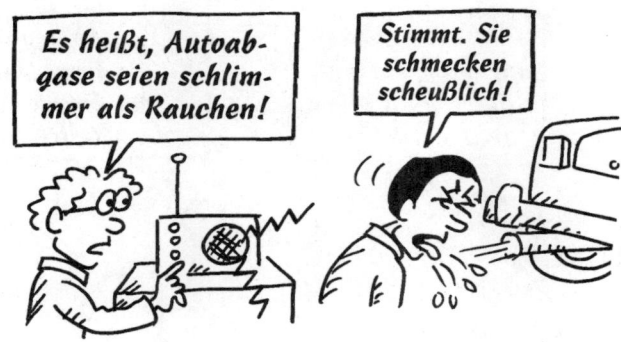

Okay, wenn Sie so **DUMM** sind,
ein **TÖDLICHES** Gift einzusaugen …

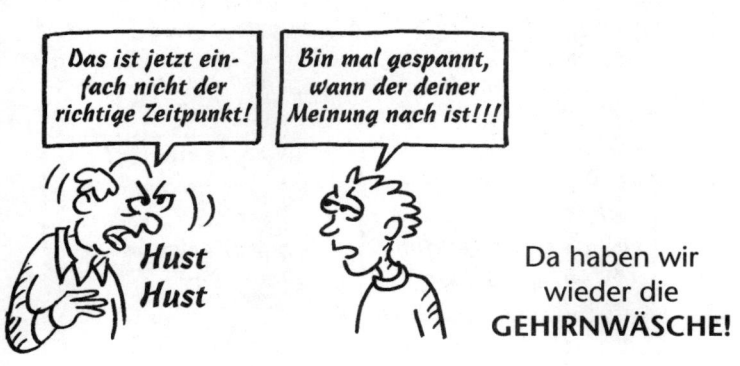

Sie redet Ihnen ein, dass der Zeitpunkt
NIE der richtige ist!

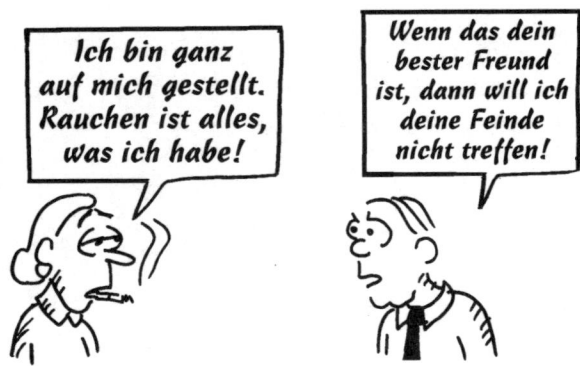

Haben Sie schon einmal daran gedacht, dass es am *RAUCHEN* liegen könnte, wenn Sie ausgegrenzt werden?

Und was wäre das für ein **FREUND**, der Sie **VERGIFTEN, ERSTICKEN** und **GEFANGEN HALTEN** würde?

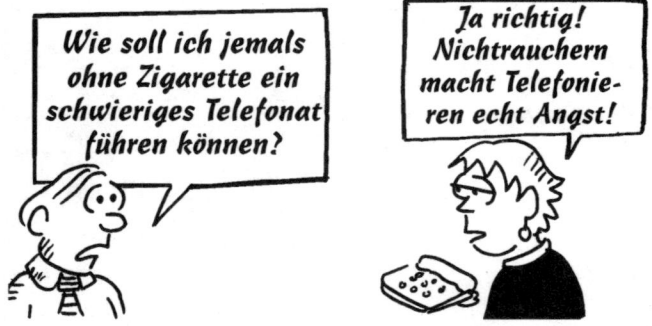

Wird das Telefon **IN DIE LUFT FLIEGEN? SIE BEISSEN?** Es ist das **RAUCHEN**, das den Stress verursacht.

Merken Sie, wie **FADENSCHEINIG** diese Ausreden sind?

Wie viel von Ihrem gesunden Menschenverstand
hat das **ZIGARETTENMONSTER**
schon mit seiner **GEHIRNWÄSCHE**
bei Ihnen kaputtgemacht?

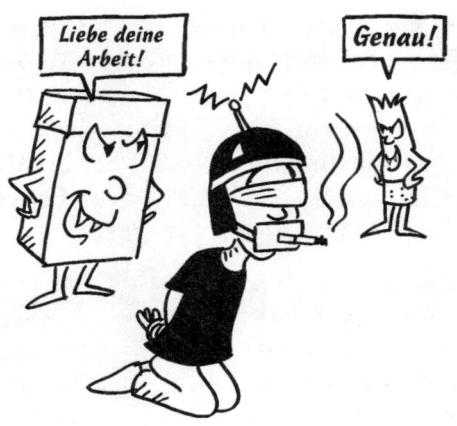

Es **SCHRÄNKT IHR DENKVERMÖGEN EIN.**
Es macht Sie **TAUB, DUMM** und **BLIND.**

Das ist Bestandteil des **TÄUSCHUNGSMANÖVERS,**
des **BÖSEN ZAUBERS**, der **VERNEBELUNG.**

Die größten **HINDERNISSE** sind folgende Vorstellungen:

A) SIE GEBEN ETWAS AUF.

FALSCH!

B) ES GEHT, DASS SIE NUR GELEGENTLICH RAUCHEN UND ALLES UNTER KONTROLLE HABEN.

FALSCH!

ES IST HÖCHSTE ZEIT –

WACHEN SIE AUF!

Betrachten Sie sich kurz einmal mit den Augen
eines **NICHTRAUCHERS**...

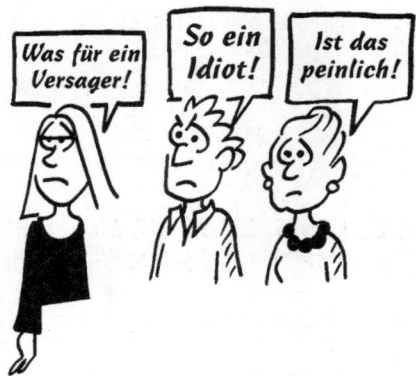

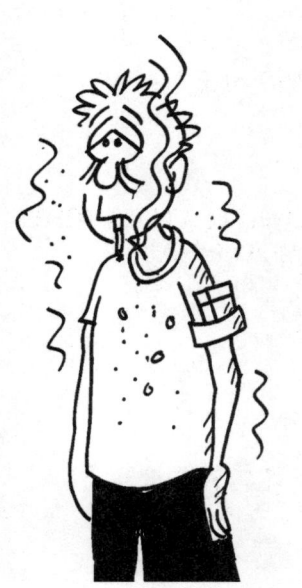

... und fragen Sie sich,
was eigentlich so **TOLL** ist
am Rauchen, dass Sie sich
so verbissen daran klammern?

Könnten Sie wirklich jemals einen **NICHTRAUCHER**
davon überzeugen, dass es Ihnen
als Raucher **BESSER GEHT** als ihm?

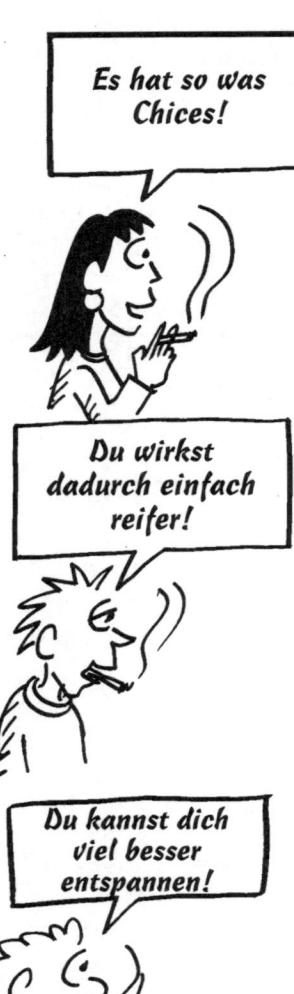

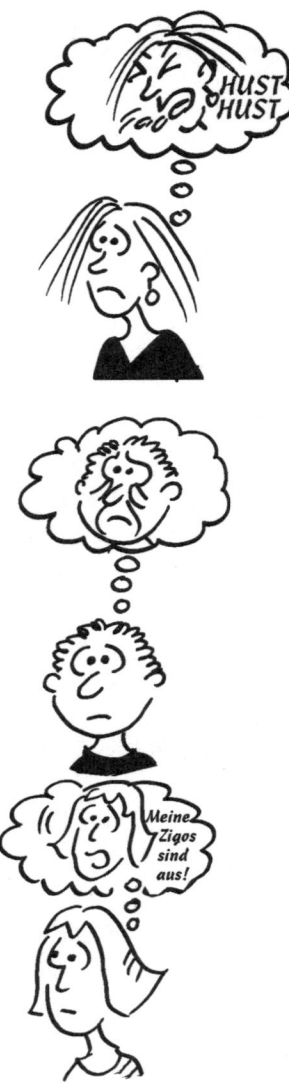

Sie gehen
den **GRÖSSTEN BETRÜGERN** überhaupt
AUF DEN LEIM…

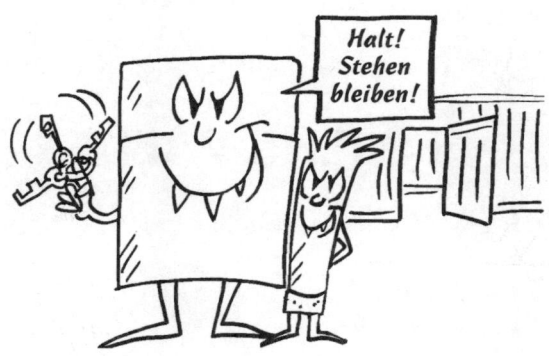

Ihren **GEFÄNGNISWÄRTERN**.

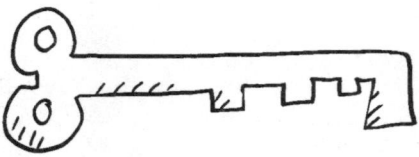

EASYWAY besitzt den Schlüssel zu Ihrer Freiheit,
und dieser Schlüssel muss nur eines öffnen…

IHRE AUGEN!

Weg mit der
ROSAROTEN BRILLE!

Wie können Sie dafür sorgen, dass Sie

NIE MEHR WIEDER

VERLANGEN nach einer Zigarette haben?

Führen Sie sich die **WAHRHEIT** über das Rauchen
vor Augen:

ES IST KEIN GENUSS.

ES MACHT KEINEN SPASS.

**ES HILFT IHNEN NICHT, SICH ZU ENTSPANNEN –
ES MACHT SIE ANGESPANNT.**

**ES VERURSACHT DEN STRESS, DEN SIE DAMIT
ABZUBAUEN GLAUBEN.**

**ES VERTREIBT NICHT LANGEWEILE, SONDERN
BEWIRKT GENAU DAS GEGENTEIL.**

**ES MACHT SIE NICHT GELASSEN,
SONDERN UNRUHIG.**

**SIE WERDEN ALS NICHTRAUCHER BESSER
MIT STRESS UMGEHEN KÖNNEN.**

**SIE WERDEN ALS NICHTRAUCHER VIEL MEHR SPASS
IN GESELLSCHAFT ANDERER HABEN.**

SIE GEBEN NICHTS AUF!

DIE FREUDEN DES RAUCHENS:

PELZIGE ZUNGE

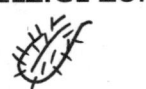

SCHLECHTER ATEM

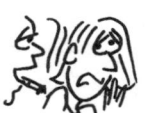

FAHLE, UNGESUND WIRKENDE HAUT

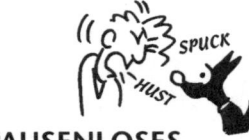

PAUSENLOSES HUSTEN

GELBE ZÄHNE

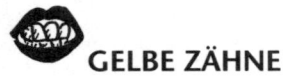

GELDVER-SCHWENDUNG

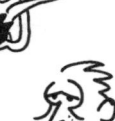

SCHAM UND SCHULDGEFÜHLE

ANTRIEBS-LOSIGKEIT

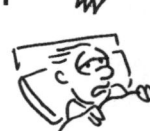

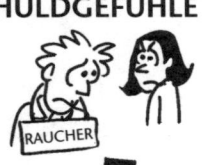

VERSKLAVUNG

GESUNDHEITS-PROBLEME

WAS WÜRDE IHNEN BEIM AUFHÖREN FEHLEN?

Damit haben wir die meisten **AUSREDEN** aufgedeckt,
es bleibt nur noch ein Thema, mit dem wir uns noch
GENAUER BESCHÄFTIGEN müssen ...

ANGST.

Die Leere

Die **ZIGARETTENMONSTER** ernähren
sich von der **ANGST**.
Diese Angst tritt natürlich am stärksten zutage,
wenn wir an das **AUFHÖREN** denken.

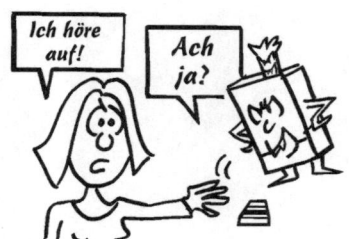

Sie müssen sich
immer wieder
bewusst machen, dass
diese Angst von der
ABHÄNGIGKEIT
ins Leben **GERUFEN**
wurde!

Wenn Sie nun immer noch **ZWEIFEL** haben,
dann möglicherweise wegen dieser **ANGST**.

Fangen wir an, sie **IN TAUSEND STÜCKE
ZU ZERSCHLAGEN!**

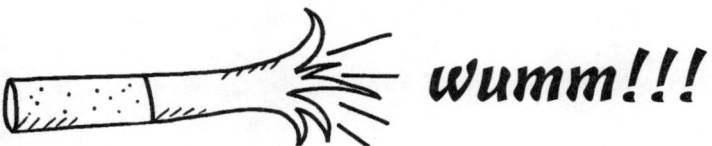

DIE ANGST VOR DEM SCHEITERN wird genährt, wenn Sie bei der Vorstellung bleiben, Sie müssten ein **OPFER** bringen oder Aufhören sei etwas, das Sie **DURCHSTEHEN** müssen.

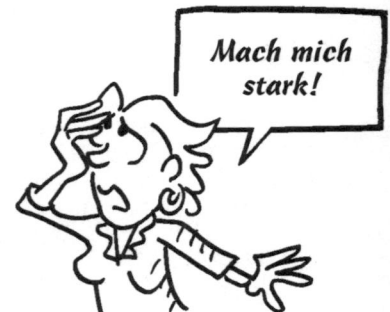

DENKEN SIE UM!

Es gibt **NICHTS** aufzugeben!

Das Leben ist **SO VIEL SCHÖNER** ohne Rauchen!

Betrachten Sie das Aufhören als *BELOHNUNG*, nicht als **QUAL**.

Und selbst wenn Sie es nicht schaffen, sind Sie **NICHT SCHLECHTER** dran, als wenn Sie ohne Unterbrechung weitergeraucht hätten. **PROBIEREN** Sie es wenigstens!

BRINGEN SIE SICH NICHT SELBST UM DIE CHANCE, FREI ZU SEIN!

Noch einmal: Sie müssen nur **KÄMPFEN**, wenn Sie denken, etwas **WERTVOLLES** zu **VERLIEREN**!

AUFHÖREN IST KEINE STRAFE! RAUCHEN IST DIE STRAFE!

Nein – lieber verzichte ich auf unnötige Qualen!

Sie sind im Begriff, sich die
ULTIMATIVE BELOHNUNG zu holen –
IHRE FREIHEIT.

FREUEN SIE SICH!

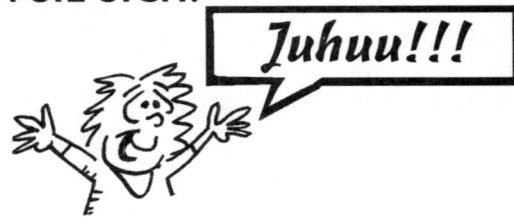

Juhuu!!!

*Wie soll ich
ohne Zigarette
jemals ein Essen
genießen?*

GENIESSEN? Machen Sie Witze?
Sie werden endlich **SCHMECKEN**,
was Sie essen!

KOSTEN SIE ES AUS!
Bestellen Sie sich das **ALLERBESTE**, nun haben Sie
ETWAS davon!

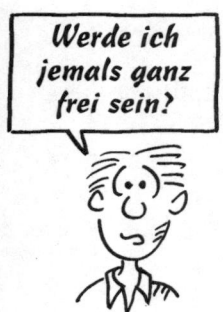

Werde ich jemals ganz frei sein?

Jetzt **WISSEN** Sie alles, Sie haben die **WAHL**. Das ist **FREIHEIT**.

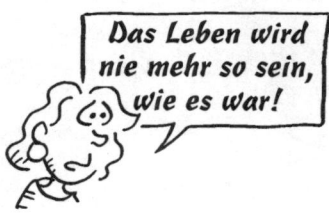

Das Leben wird nie mehr so sein, wie es war!

Darauf singen wir ein **HALLELUJA!** Das ist **IHRE** Chance, wirklich Freude am Leben zu haben.

Natürlich haben Sie auch immer die **WAHL**, Ihrem **GEFÄNGNISWÄRTER** wieder die Schlüssel zu übergeben.

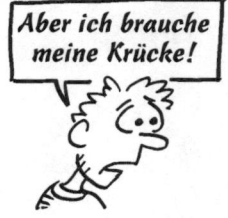

Aber ich brauche meine Krücke!

Warum? Hast du dir das Bein gebrochen?

Immerhin sind Sie **EHRLICH**, was Ihre *ABHÄNGIGKEIT* betrifft.

Sie brauchen **LUFT, WASSER** und **ESSEN** zum Leben.

Zigaretten **BRAUCHEN** Sie nicht. Sie dienen Ihnen nur als **KRÜCKE**.

Sie sind eine **FALLE**.

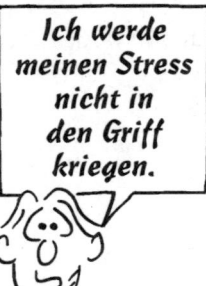

Ich werde meinen Stress nicht in den Griff kriegen.

Tiere in freier Wildbahn stehen
immer dann unter **STRESS**,
wenn Feinde in ihre Nähe kommen.

Sie brauchen aber keine **DROGEN**,
um damit fertig zu werden.

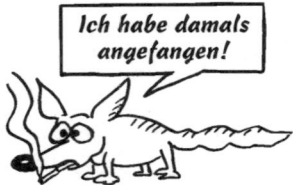

Ich habe damals angefangen!

Kinder brauchen keine **DROGEN**.
Sie lassen sich vom Leben **BERAUSCHEN**!

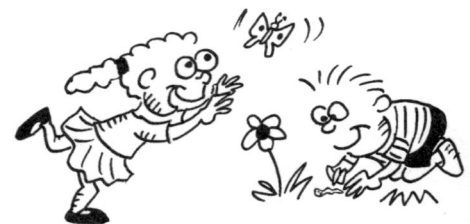

Was meinen Sie, warum verlegen wir uns auf **DROGEN**,
damit es uns **GUT** geht?

Nur weil wir glauben, wir seien
UNVOLLSTÄNDIG.

Und Sie sind nicht aus **DUMMHEIT** abhängig geworden –
das gilt für die älteren Raucher genauso wie für
die jungen, die über die **GEFAHREN** des Rauchens
extrem gut informiert sind!

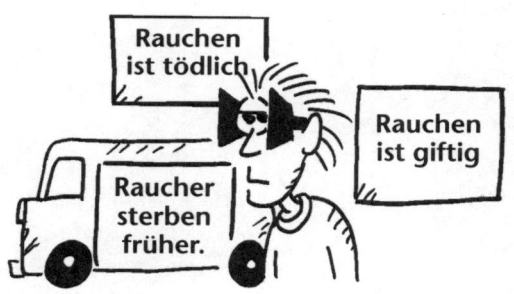

Die Gründe, mit dem Rauchen anzufangen,
sind noch immer dieselben: Man will **DAZUGEHÖREN**,
COOL sein oder anderen etwas **BEWEISEN**.

Dahinter steckt die Annahme:

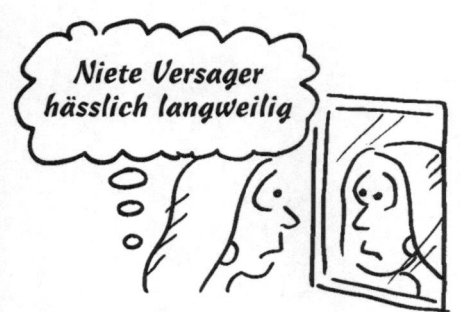

ICH BIN
UNVOLLSTÄNDIG,
**SO WIE
ICH BIN.**

Mit anderen Worten, ich brauche eine **KRÜCKE,**
PROTHESE, MASKE oder **RÜSTUNG,** um **VOLLSTÄNDIG**
zu sein oder meine **UNSICHERHEIT** dahinter
VERBERGEN zu können.

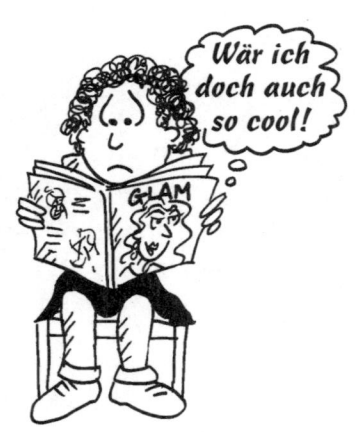

Das kommt daher,
dass wir fälschlicherweise
glauben, **ANDERE** besäßen
etwas, was wir nicht
haben – **STYLE, MACHT,**
SCHÖNHEIT, COOLNESS
und so weiter.

Also **IMITIEREN** wir die,
die wir beneiden,
oder übertreffen sie an
RISIKOBEREITSCHAFT
oder **WAGEMUT,**
weil wir glauben, dann
mehr **ANERKENNUNG**
oder **RESPEKT** zu
erfahren.

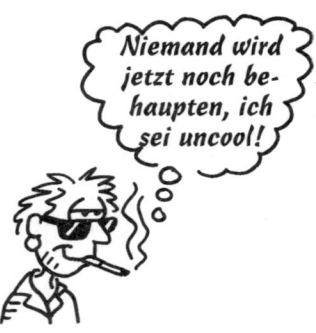

Denken Sie darüber nach,
was das für Leute sind,
die Sie **BEEINDRUCKEN**
wollen.

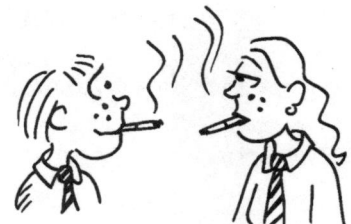

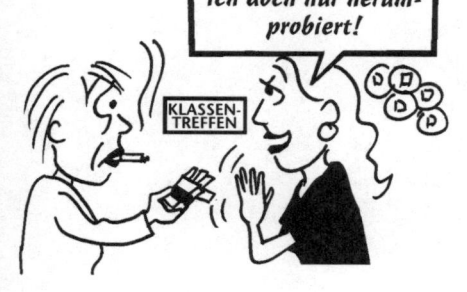

Wie viele von ihnen
rauchen **HEUTE**
noch?

Wenn Sie immer noch diese
PROTHESE brauchen, um
mit dem Gefühl der **MINDER-
WERTIGKEIT**, mit **STRESS**
oder **HILFLOSIGKEIT** fertig
zu werden, sind Sie nach wie
vor Opfer der **ILLUSION**,
Ihnen **FEHLE** etwas.

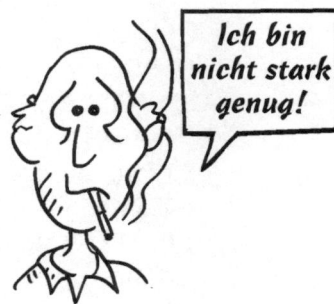

Fühlen Sie sich durch das Rauchen
WOHLER IN IHRER HAUT?

Sind Sie **STOLZ** darauf, dass Sie rauchen?

Hat Rauchen bewirkt, dass Sie sich **EBENBÜRTIG** fühlen?

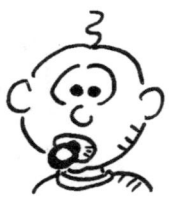

Sicher ist Ihnen inzwischen klar, dass die Gründe, die Sie
zum Rauchen gebracht haben – egal welcher Art
sie waren –, keine Gültigkeit mehr besitzen.

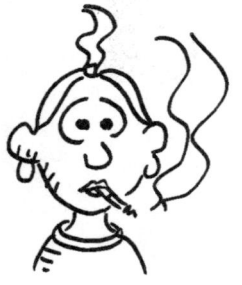

Wenn Sie ganz **EHRLICH** sind,
werden Sie zugeben, dass Sie
sich wünschen, niemals
angefangen zu haben. Und
Sie können auch nicht
erklären, warum Sie immer
noch rauchen.

Und das ist der eigentliche **WAHNSINN**: Sie steigern
die Dosis der Droge immer mehr, damit Sie sich
FÜR KURZE ZEIT so fühlen, wie sich ein **NICHTRAUCHER**
die **GANZE ZEIT** fühlt!

Sie stecken sich einzig und allein deshalb eine **ZIGARETTE**
an, weil Sie das Gefühl des **NIKOTINENTZUGS** abstellen
wollen. Das ist etwas, was **NICHTRAUCHER** gar
nicht erst kennen!

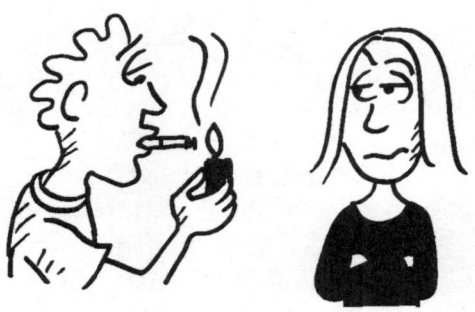

Die Zigarette **BESEITIGT** das Leeregefühl nicht –
sie ist dessen **URSACHE**!

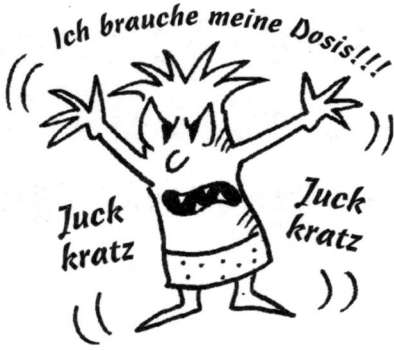

Es ist tatsächlich so:
Sie stecken sich eine Zigarette nur an,
um sich so zu fühlen,
wie sich ein **NICHTRAUCHER**
die ganze Zeit fühlt.

Diese schrecklichen Entzugs-erscheinungen

Sehr wahrscheinlich wollen Sie jetzt zügig weiterlesen, doch es gibt noch eine **LETZTE SACHE**, die wir uns ansehen müssen – diese so genannten

»SCHRECKLICHEN ENTZUGSERSCHEINUNGEN«.

Sie waren das Werkzeug des Kleinen Monsters, mit dem es Sie in der Abhängigkeit gehalten hat – gemeint ist dieses **AUFREIBENDE** Gefühl der **LEERE** und **UNSICHERHEIT**, das Sie immer wieder zu einer Zigarette greifen ließ.

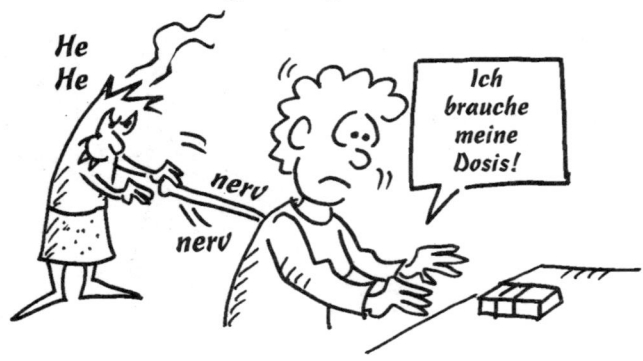

Wenn es bei Ihnen tatsächlich **KLICK** gemacht hat, ist Ihnen völlig klar, dass diese Entzugserscheinungen größtenteils **IM KOPF** stattfinden.
Wenn Ihre **DENKWEISE** stimmt, sind Sie bereit, die Anweisungen zu befolgen, und Sie sind in Kürze ein **GLÜCKLICHER NICHTRAUCHER**.

Der größte Teil der Arbeit ist **SCHON ERLEDIGT**.

Mit der richtigen **EINSTELLUNG** sind die **KÖRPERLICHEN**
Entzugserscheinungen nur ein kleiner Teil des ganzen
Vorhabens.

Doch auch wenn sie ein **KLEINER** Teil sind, wird es Ihnen
dennoch helfen, ein paar **METHODEN** zur Hand zu
haben, wie Sie mit dem **KLEINEN MONSTER** wirkungs-
voll umgehen, während es sich in den ersten paar Tagen
im **TODESKAMPF** windet.

Schließlich wird es

AUSGEHUNGERT!

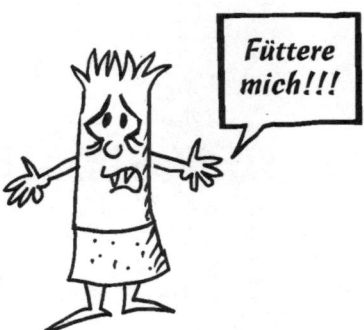

*Füttere
mich!!!*

Darüber ist es natürlich nicht glücklich,
Sie hingegen **SOLLTEN ES SEIN!**

Warum sollten Sie den Tod eines sadistischen Tyrannen
BEDAUERN?

Ist das nicht ein Grund zu
FEIERN?

ES PASSIERT NICHTS *SCHLIMMES*!

Die **KÖRPERLICHEN AUSWIRKUNGEN** sind sehr schwach und in wenigen Tagen ganz verschwunden.

Betrachten Sie die **KLAGEN** des Monsters als Hinweis, dass Ihr **GEFÄNGNISWÄRTER** stirbt, die Tür geöffnet ist und Sie nun **FREI** sind!

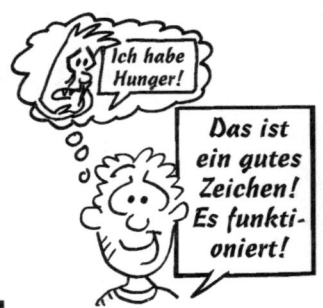

FREUEN SIE SICH!

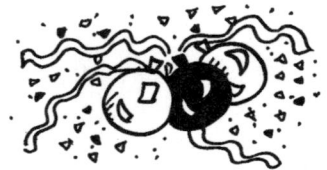

Na gut, dann **DENKEN** Sie eben daran! (Sie erinnern sich: Wenn Sie Widerstand gegen etwas leisten, wird es dadurch nur **GRÖSSER**.)

Aber denken Sie mit der **RICHTIGEN EINSTELLUNG**
daran.
Falsch:
»Ich will rauchen, aber **ICH DARF NICHT**«,
Richtig:
»Das ist toll!
ICH MUSS NICHT MEHR rauchen!«

Wenn Sie die **GEHIRNWÄSCHE** durchschaut haben,
haben Sie damit das Große Monster **ERLEDIGT**.
Nun müssen Sie sich nur noch um seinen kleinen
PARTNER kümmern.

DER UMGANG MIT
DEM KLEINEN MONSTER

Das ist einfach! Es gibt keine körperlichen Schmerzen,
nur ein gelegentliches »**LEEREGEFÜHL**«.

Wenn es auftritt, denken Sie nicht,
»Ich will eine Zigarette«,
sondern sehen Sie darin das **KLEINE MONSTER**,
das seine Dosis nicht bekommt,
und genießen Sie die Vorstellung,
ES VERHUNGERN ZU LASSEN.

Nach nur wenigen Tagen wird dieses Gefühl für alle
Zeiten verschwunden sein!

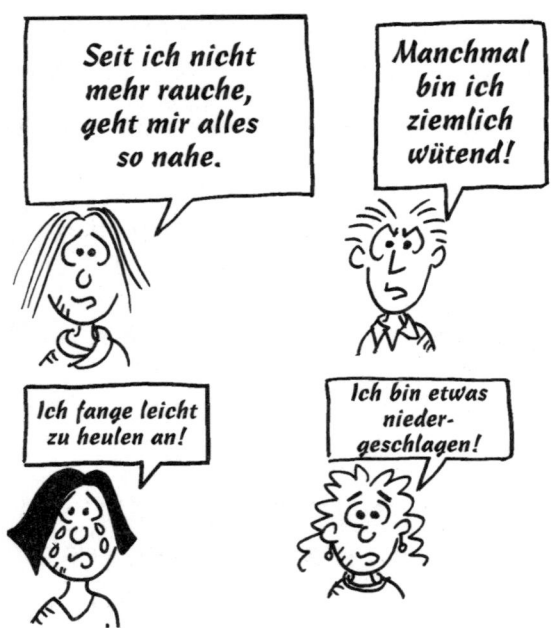

Diese Gefühle haben wir
SOWIESO.

Sorgen Sie sich nicht, wenn sie auftreten. Jede große Veränderung kann zunächst beunruhigend sein.

Fragen Sie sich einfach: Warum bin ich wirklich **WÜTEND**? Was macht mich tatsächlich **NERVÖS**? Wo ist die **LÜCKE** in meinem Leben, die ich mit Rauchen füllen wollte?

BESCHÄFTIGEN Sie sich mit diesen Problemen. Sie sind **ANS LICHT** getreten, damit Sie sie **HEILEN** können.

Fragen Sie sich, warum Sie mit dem **RAUCHEN**
angefangen haben?

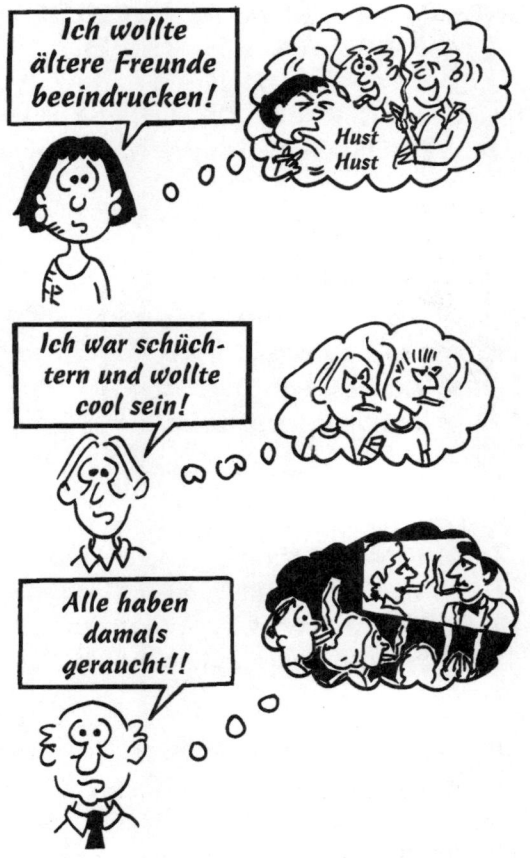

Und hat Ihnen **RAUCHEN WIRKLICH** geholfen,
sich **ERWACHSENER, AUSGEGLICHENER,
WENIGER WÜTEND, COOLER** oder **MUTIGER** zu fühlen?
NEIN!
**HATTEN SIE DADURCH WENIGER STRESS?
BEWUNDERN SIE BESTIMMTE VORBILDER IMMER
NOCH, WEIL SIE RAUCHEN?**
NEIN!
**HAT RAUCHEN BEWIRKT, DASS SIE SICH IN IHRER
HAUT WOHLER ODER UNWOHLER FÜHLEN?**
NEIN!
ES GIBT EIN SPRICHWORT:

> *Ich bin nicht,
> was der Zufall aus
> mir gemacht hat.
> Ich bin, was ich aus
> mir gemacht habe.*

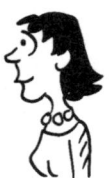

Aha. Dann haben Sie damals also aus ziemlich
DUMMEN Gründen eine ziemlich
DUMME ENTSCHEIDUNG getroffen …
(Den meisten Menschen passiert das
mehrmals im Leben.)

Doch nun haben Sie Gelegenheit,
die **BESTE ENTSCHEIDUNG**
Ihres Lebens zu treffen – eine,
auf die Sie bis an Ihr
Lebensende **STOLZ** sein werden …

UND SIE MÜSSEN NICHT EINMAL ETWAS TUN.

STECKEN SIE SICH EINFACH KEINE ZIGARETTE MEHR AN!

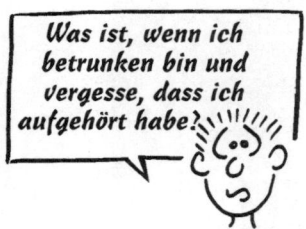

Was ist, wenn ich betrunken bin und vergesse, dass ich aufgehört habe?

Keine Sorge. Es fällt Ihnen ein, bevor Sie die Zigarette anstecken. Und dann **JAMMERN SIE NICHT**, sondern **FREUEN SIE SICH**, dass Sie nun **FREI** sind!

Ich kann mir ein Leben ohne einfach nicht vorstellen!

Sie müssen es sich gar nicht **VORSTELLEN**.

SO WIRD ES SEIN:

Sie werden über jede Menge **ENERGIE VERFÜGEN**.

Sie werden **BESSER SCHLAFEN**.

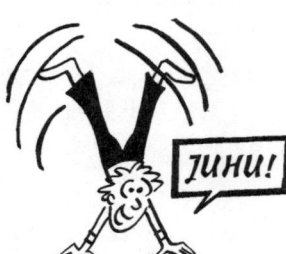

JUHU!

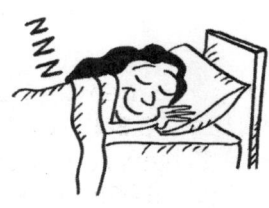

Sie werden im Kino oder beim Essen nicht
mehr **UNRUHIG** hin und her rutschen,
weil Sie nach einer Zigarette **LECHZEN**.

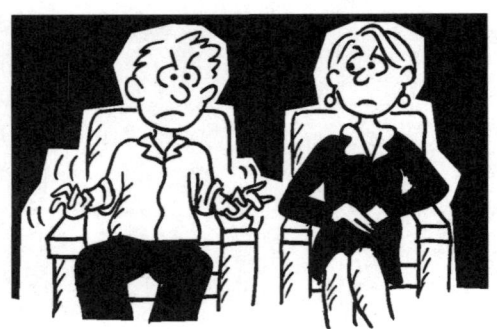

Sie werden **FRISCH RIECHEN**.

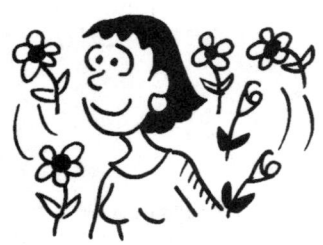

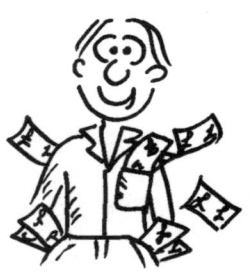

Sie werden **HAUFENWEISE
GELD** haben.

Sie werden **MITLEID** mit denen
haben, die **RAUCHEN**.

Können Sie sich vorstellen, wie später einmal Historiker versuchen werden, einen **SINN** in dieser lächerlichen Sache namens **RAUCHEN** zu erkennen?

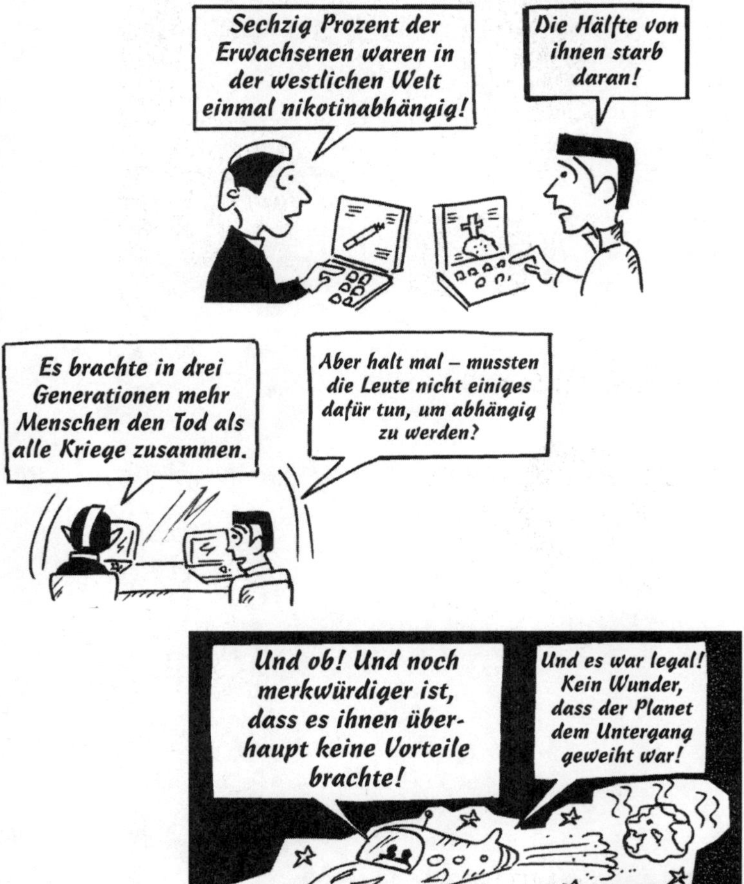

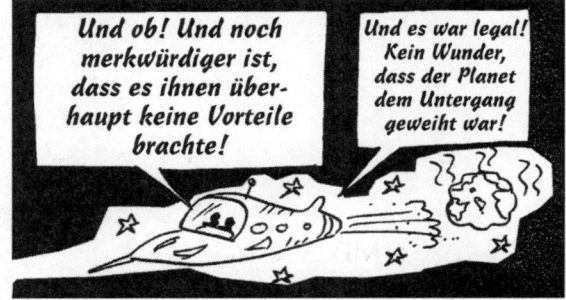

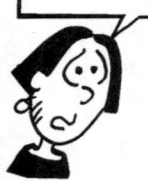

Aber was ist mit den großen Einschnitten im Leben? ... Tod, Krankheit, Verlust ... Wie komme ich darüber hinweg?

FRÜHER ODER SPÄTER
werden Sie die erste dieser
Herausforderungen meistern,
OHNE rauchen zu müssen!

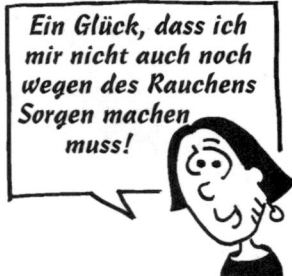

Ein Glück, dass ich mir nicht auch noch wegen des Rauchens Sorgen machen muss!

Ihre Belohnung ist die **ERLEICHTERUNG**, **FREI** zu sein.

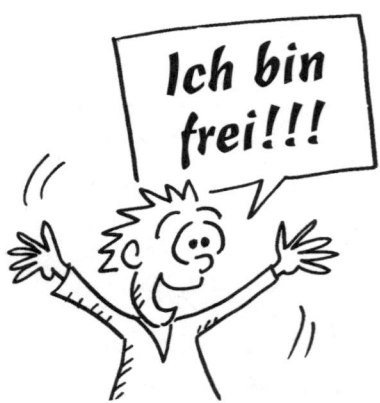

Ich bin frei!!!

Was bringt Ihnen das Rauchen?

ABSOLUT NICHTS!

Was nimmt Ihnen das Rauchen?

ABSOLUT ALLES!

Gleich wird etwas ganz Wunderbares geschehen …

SIE SIND IM BEGRIFF, SICH
IHRE FREIHEIT
UND
IHR LEBEN
ZURÜCKZUEROBERN!

Die letzten Anweisungen

HALT!

WARTEN SIE NOCH KURZ.

Es hat **KLICK** gemacht, aber Sie fühlen sich etwas befangen? Das ist in Ordnung. »Probieren geht über studieren«, sagt ein Sprichwort.

DOCH WENN SIE IMMER NOCH DENKEN ...

- Rauchen bietet Ihnen **RÜCKHALT**
- Sie heben sich ein paar Zigaretten auf,
  nur für den »Notfall«
- Sie bringen irgendeine Art von »**OPFER**«
- nur **AB UND ZU** mal eine wird schon nichts anrichten
- Sie können **KONTROLLIERT** rauchen
- es ist irgendetwas **POSITIVES** am Rauchen
- Sie werden ohne Rauchen nicht so **GLÜCKLICH,
  AUSGEGLICHEN** oder **FREI** sein ...

... dann ...

... SIND SIE NICHT BEREIT.

LESEN SIE DAS BUCH NOCH EINMAL VON VORNE.

MACHEN SIE SICH NOTIZEN.

Machen Sie Ihren Kopf frei!

In Kürze werden Sie die
ALLERLETZTE ZIGARETTE
Ihres Lebens rauchen.

Daraus machen wir ein
kleines **RITUAL**.

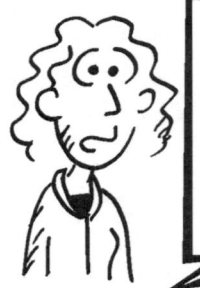

Um ein Zeichen zu setzen,
dass Sie frei sind, aber vor
allem, um sicherzugehen, dass
Sie voller **ÜBERZEUGUNG**
sagen können:

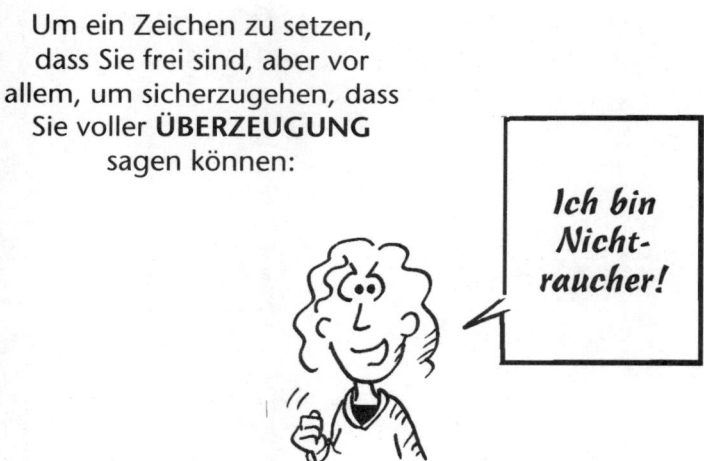

Wenn Sie schon seit ein paar Tagen nicht mehr rauchen,
dann bestätigen Sie noch einmal förmlich, dass Sie Ihre
LETZTE ZIGARETTE bereits ausgedrückt haben. Wenn Sie
beim Lesen dieses Buches noch geraucht haben und
Ihnen bereits **JEGLICHE LUST** darauf **VERGANGEN** ist,
dann beweisen Sie es sich selbst durch diese Zeremonie.

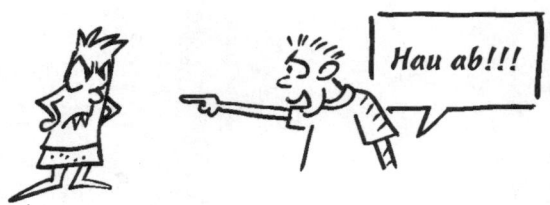

DIE GROSSE TRENNUNG
IST GEKOMMEN.

UND HIER SIND DIE ANWEISUNGEN FÜR IHRE LETZTE ZIGARETTE UND ALLES, WAS DANACH KOMMT:

1. Drücken Sie Ihre letzte Zigarette mit einem **HOCHGEFÜHL** aus.

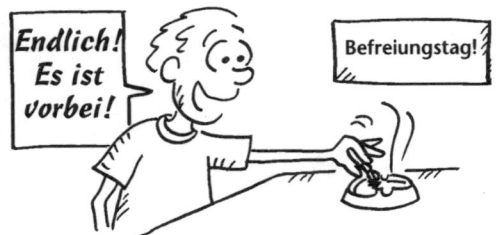

2. Seien Sie darauf gefasst, dass Sie das **KLEINE MONSTER ÜBERLISTEN** will.

Es wird jammern …

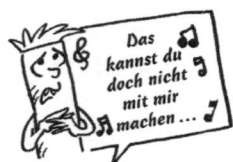

Es wird mit Ihnen flirten …

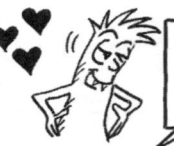

Es wird behaupten, Ihr **BESTER FREUND** zu sein.

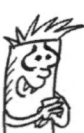

Es ist wie in diesen
HORRORFILMEN…

Die Heldin ist in ihrem Haus in
Sicherheit, draußen klopft ein
MONSTER an die Tür.

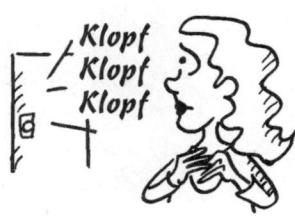

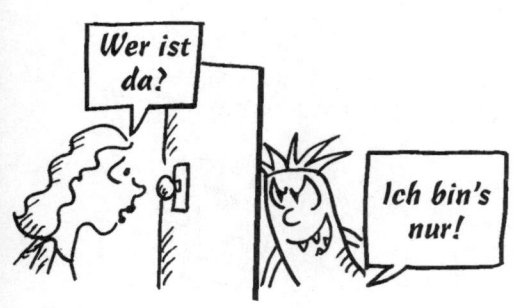

Sie und ich, wir
beide wissen, es ist
ein **MONSTER**
(und sie ahnt es
irgendwie auch!),
doch sie lässt
sich so lange
bequatschen,
bis sie glaubt, es
sei harmlos.

Sie sitzen im Fernsehsessel und sehen zu, wie sie sich
VERUNSICHERN lässt und auf die Tür zugeht…

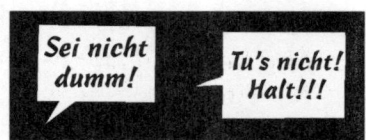

Sie können nicht glauben, dass sie überhaupt
darüber **NACHDENKT** aufzumachen.
Weiß sie nicht, dass es ihr **TOD** sein kann?

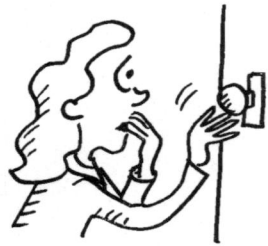

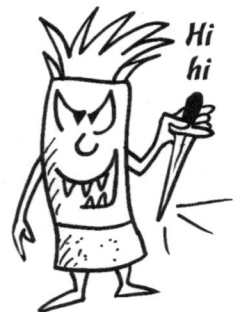

Aber **SIE** wissen es besser, oder?

SIE DÜRFEN NIE,
NIEMALS DIESE TÜR ÖFFNEN!

3. GEHEN SIE RAUCHERN ODER SITUATIONEN, IN DENEN GERAUCHT WIRD, NICHT AUS DEM WEG.

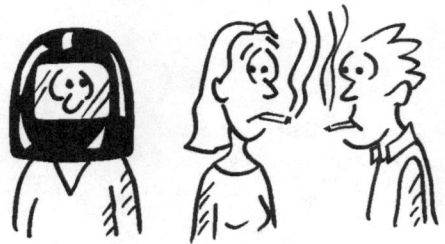

Gehen Sie von Anfang an aus und genießen Sie es, Leute zu treffen, auch wenn Sie von Rauchern umzingelt sind. Halten Sie sich immer vor Augen, dass nicht **SIE** auf etwas **VERZICHTEN** müssen, sondern **DIE ANDEREN**.

4. BENEIDEN SIE KEINE RAUCHER.

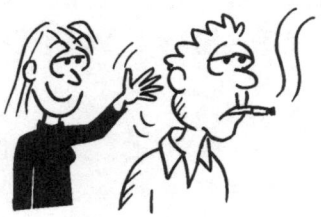

Warum sollten Sie jemanden beneiden,
der in einer **FALLE** sitzt?

Wissen Sie was? Ganz tief in ihrem Inneren beneiden
sie Sie, denn jeder von ihnen wünscht sich,
er könne sein wie Sie – **BEFREIT VON DIESEM
SCHMUDDELIGEN ALPTRAUM!**

5. DENKEN SIE IMMER DARAN: »NUR EINE« ZIGARETTE GIBT ES NICHT.

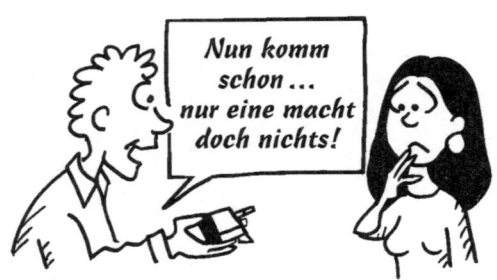

Nun komm schon ... nur eine macht doch nichts!

»Nur eine« Zigarette ist das erste Glied in einer **KETTE DES ELENDS**. Wenn Sie sich »nur eine« anstecken, schaffen Sie damit nur das Verlangen nach der nächsten.

DIESES VERLANGEN WIRD NIE GESTILLT WERDEN!

Rauchen ist wie den **KOPF GEGEN EINE WAND ZU SCHLAGEN**, nur um sich bewusst zu machen, wie schön es ist, wenn der Schmerz **NACHLÄSST**, oder zu **ENGE SCHUHE** zu tragen, um die Erleichterung zu genießen, wenn man sie **AUSZIEHEN** kann!

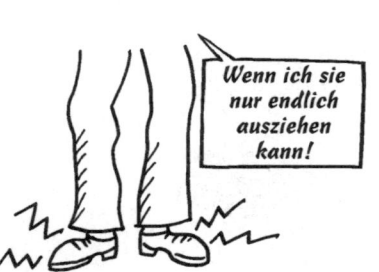

Wenn ich sie nur endlich ausziehen kann!

6. SCHIEBEN SIE ES NICHT AUF, NICHTRAUCHER ZU WERDEN.

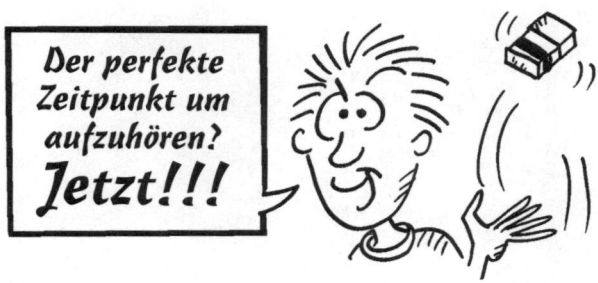

Sie werden Nichtraucher, sobald Sie dem **MONSTER** den **NACHSCHUB** versagen.

SIE SIND AB DEM MOMENT NICHTRAUCHER, IN DEM SIE DIE LETZTE ZIGARETTE AUSDRÜCKEN.

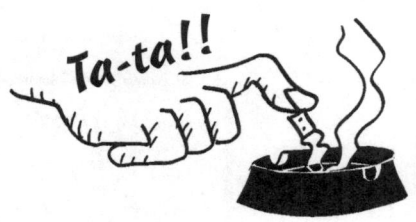

7. MACHEN SIE SICH KEINE SORGEN, WENN IHRE GEDANKEN NOCH EINE WEILE UM DAS RAUCHEN KREISEN.

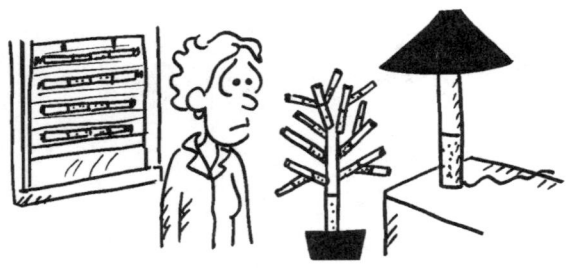

Warum sollte es **ANDERS** sein? Sie haben als **RAUCHER** ganz schön viel Zeit damit verbracht, an das **RAUCHEN** zu **DENKEN**. Als **NICHTRAUCHER** werden Sie immer noch daran **DENKEN** – schließlich hat es bis jetzt einen **GROSSEN TEIL** Ihres Lebens eingenommen.

Der wesentliche Punkt ist, dass Sie nun **ANDERS** darüber denken.

DENKEN SIE DARAN, ABER STELLEN SIE IHRE ENTSCHEIDUNG
NIEMALS IN FRAGE.

Prägen Sie sich **DIESEN** einen Gedanken ganz fest ein.

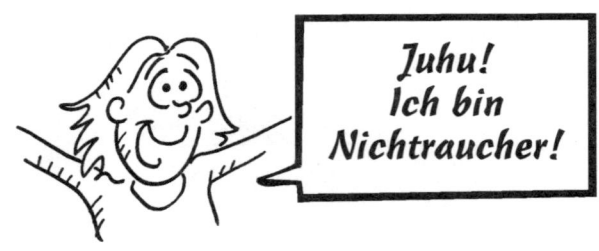

Das Ritual

Endlich – es ist Zeit für die

ZEREMONIE DER LETZTEN ZIGARETTE.

STECKEN Sie sich die letzte Zigarette **AN**.

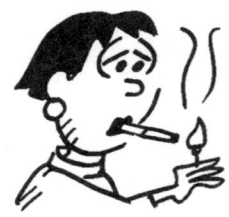

Achten Sie darauf, wie sie in Ihrer
EMPFINDLICHEN LUNGE BRENNT.

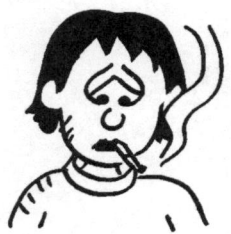

Spüren Sie, wie **WERTVOLL** dieses Organ ist
und wie viel **LEBEN** in ihm steckt.

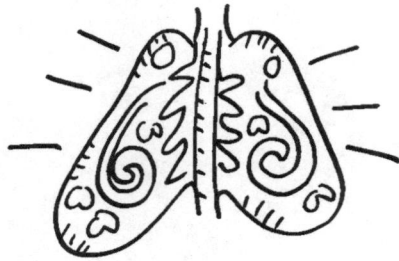

ATMEN SIE DEN RAUCH EIN.

Lassen Sie den **GESCHMACK** der Zigarette
in Ihrem Mund wirken.

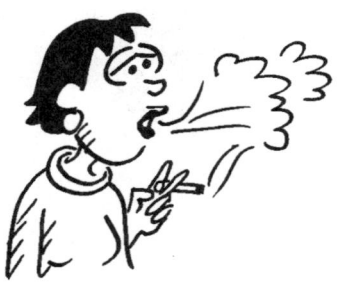

Achten Sie darauf, wie unendlich **ABSTOSSEND**
diese Zigarette schmeckt.

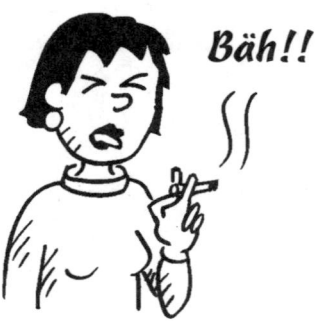

Und nun richten Sie Ihre Aufmerksamkeit auf Ihr
SCHÖNES, TREUES HERZ.

Achten Sie darauf, wie es rast.

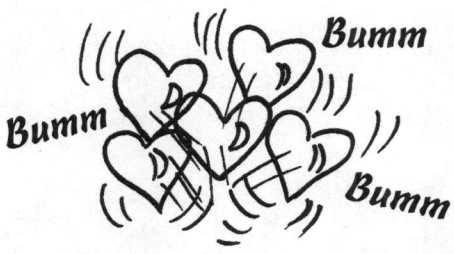

Überlegen Sie einmal, **WIE OFT** sich Ihr armes Herz so
PLAGEN musste, wenn die Droge durch
Ihren **KÖRPER** schoss.

Drücken Sie nun die Zigarette mit **GENUGTUUNG** aus.

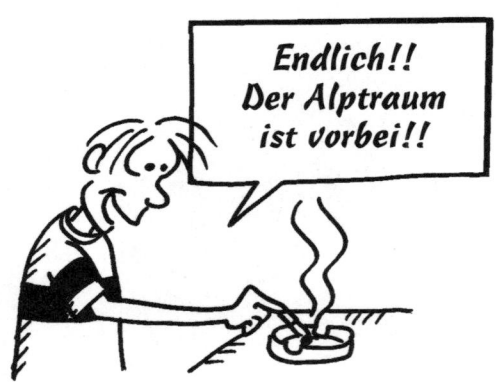

Legen Sie den **ASCHENBECHER**, die **KIPPE**, das **FEUER-ZEUG** und die **STREICHHÖLZER** und wirklich alles, was mit dem **RAUCHEN** zu tun hat, auf einen Haufen und ...

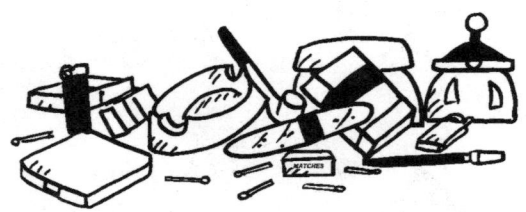

HAUEN SIE DAS GANZE ZEUG
IN DIE TONNE!

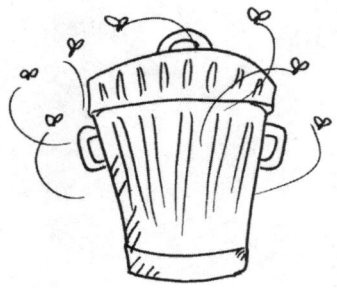

Vielleicht ist Ihnen danach, zu tanzen und laut zu schreien:
»ICH BIN FREI, ICH BIN FREI!«

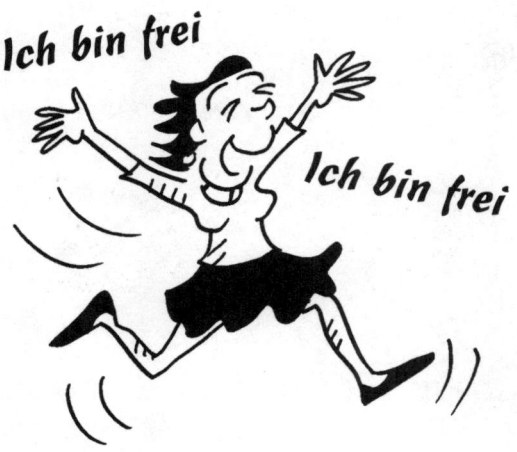

ZIEHEN Sie jetzt die **STINKENDEN KLAMOTTEN AUS.**

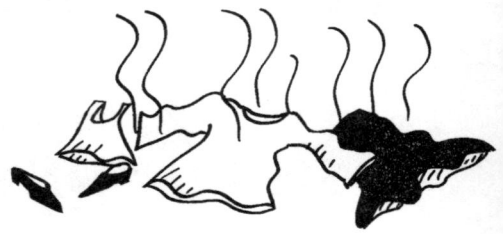

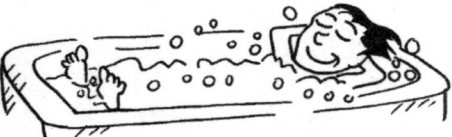

Nehmen Sie ein **LANGES, WOHL-TUENDES BAD.**

WASCHEN SIE SICH DIE HAARE.

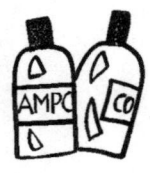

PUTZEN SIE SICH DIE ZÄHNE.

GENIESSEN SIE, wie **SAUBER** und frisch Sie sich fühlen.

SIE SIND EIN HELD!

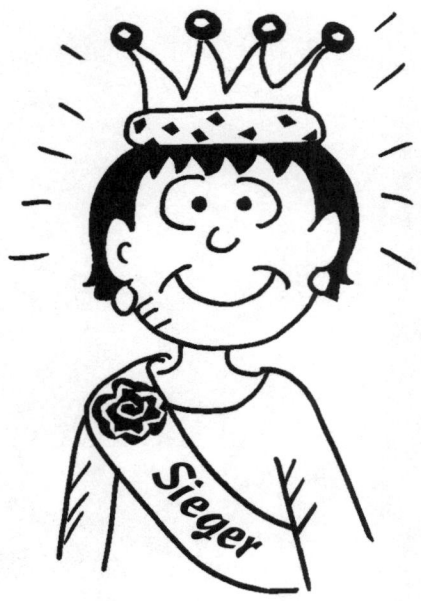

Register

Allen Carr-Nichtraucherseminare

Die Nichtraucherseminare nach der Methode von Allen Carr stellen eine ideale Ergänzung dar, wenn Sie das Gefühl haben, zwar alles zu verstehen, aber die Umsetzung Schwierigkeiten bereitet. Sie können ein Seminar auch begleitend besuchen, wenn Sie Ihre Erfolge festigen wollen. Oder alternativ, wenn Sie eine persönliche Betreuung wünschen. Allen Carr's Easyway Nichtraucherseminare dauern nur einmalig sechs Stunden und beinhalten eine Geld-zurück-Garantie. Sie werden seit 1993 mit sehr großem Erfolg im deutschsprachigen Raum durchgeführt. Seit dem Jahr 2003 werden die Allen Carr-Seminare vom Bundesverband der Betriebskrankenkassen als Präventionsmaßnahme nach § 20 Abs. 1 SGBV anerkannt. Versicherte erhalten auf Nachfrage einen Zuschuss zum Seminar von ihrer Kasse.

Kontaktieren Sie uns

Unverbindliche und kostenlose Informationen über die Seminare, Standorte und Termine erfahren Sie unter den kostenfreien Hotline-Nummern:

Deutschland:
08000-7282436
RAUCHEN

Österreich/Schweiz:
0800-7282436
RAUCHEN

Allen Carr's Easyway Deutschland
Kirchenweg 41, D-83026 Rosenheim
Tel.: +49/ (0)8031 / 901 90-0
Fax: +49/ (0)8031 / 901 90-90
E-mail: info@allen-carr.de • **www.allen-carr.de**

Allen Carr's Easyway Österreich
Triesterstraße 42, A-8724 Spielberg
Tel.: +43/(0)3512 / 447 55
Fax: +43/(0)3512 / 447 55-14
E-mail: info@allen-carr.at • **www.allen-carr.at**

Allen Carr's Easyway Schweiz
Tösstalstraße 23, CH-8483 Kollbrunn
Tel. +41 (0)52 / 38 33 773
Fax +41 (0)52 / 38 33 774
E-Mail: info@allen-carr.ch • **www.allen-carr.ch**

Drei gute Gründe für Allen Carr-Nichtraucherseminare

Anerkannt

In Deutschland wird Allen Carr vom Bundesverband der Betriebskrankenkassen anerkannt. Über 500 Unternehmen aus dem deutschsprachigen Raum wie IBM, Daimler Chrysler, Henkel, Siemens, Voest Alpine, ÖAMTC uvm. setzen Allen Carr erfolgreich für die Gesundheit ihrer Mitarbeiter ein.

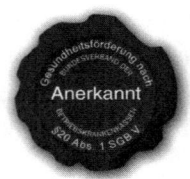

Kompetent

Alle Allen Carr-Trainer waren selbst Raucher und verstehen, was Sie fühlen. Sie haben das Laster am eigenen Leib miterlebt. Das Trainerteam besteht aus erfahrenen Praktikern, darunter Ärzte, Psychologen und Pädagogen. Zusätzlich werden alle Allen Carr-Trainer intensiv von uns ausgebildet.
Auch nach dem Kurs sind wir für Sie da. Als Seminar-Teilnehmer steht Ihnen unsere Trainer-Helpline zur Verfügung.

Erfolgreich

Mehrere Millionen Raucher auf der ganzen Welt haben Allen Carr bereits kennen gelernt. Der Erfolg der Methode wird inzwischen durch umfangreiche wissenschaftliche Studien bestätigt und in einem internationalen Blatt veröffentlicht. Seit 1993 gibt es Allen Carr auch im deutschsprachigen Raum. Inzwischen finden regelmäßig Kurse in fast jeder größeren Stadt in Deutschland, Österreich und der Schweiz statt.

Leicht und einfach aufhören

Keine „Aversionstherapie", kein NLP, keine Hypnose oder Akupunktur, keine Hilfsmittel wie Nikotinpflaster oder Kaugummis. Wir erzählen Ihnen auch nicht, dass Rauchen gesundheitsschädlich ist oder ein Vermögen kostet – das wissen Sie bereits. Die Allen Carr - Methode lässt Sie erkennen, weshalb Sie rauchen, warum es bisher so schwer war, damit aufzuhören und was Sie tun müssen, um ganz einfach für den Rest Ihres Lebens damit Schluss machen zu können.

Jeder Allen Carr-Trainer hat mit dieser Methode das Rauchen beendet. Nur wer selbst geraucht hat, kann verstehen, was Sie fühlen.

Ein 6-stündiger Kurs - das war's?

Für die meisten Teilnehmer reichen tatsächlich diese 6 Stunden, um für immer Nichtraucher zu sein. Und das ohne Entzugserscheinungen. Und sollte es nicht gleich klappen, bieten wir Ihnen zwei kostenlose Aufbauseminare, die Sie zum Ziel führen.

Geld-zurück-Garantie

Den Betrag, den ein durchschnittlicher Raucher in drei Monaten für Zigaretten ausgibt, investieren Sie in ein Allen Carr-Nichtraucherseminar und Sie sind für immer frei. Sollte es beim ersten Mal nicht klappen, bieten wir Ihnen zwei kostenlose Aufbauseminare. Sollten alle drei Seminare innerhalb von drei Monaten erfolglos sein, bekommen Sie mit unserer Geld-zurück-Garantie Ihre gesamte Kursgebühr zurück. Sie sehen, Sie können nur gewinnen.

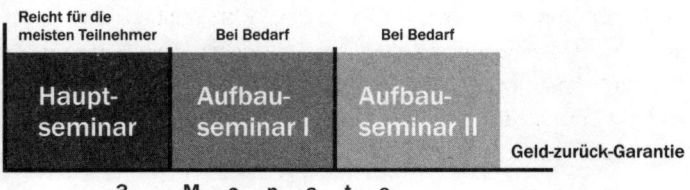

GUTSCHEIN

Wenn Sie sich für ein Allen-Carr-Seminar anmelden und bei der Anmeldung unter dem Stichwort „Carr-Leser" folgende Frage richtig beantworten, dann erhalten Sie einen Nachlass von

EUR 10,-/SFR 20,-

auf den Seminarpreis.

Frage: Welche Nationalität hat Allen Carr?

A = Englisch

B = Russisch

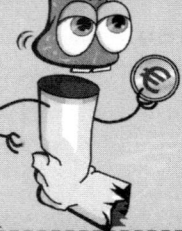

Einfach Nichtraucher

Feedback

Wir freuen uns immer, wenn es wieder ein Raucher geschafft hat, sich aus der Nikotinfalle zu befreien. Sie haben wirklich etwas Großartiges erreicht. Wir würden diese Freude gerne mit Ihnen teilen und ein Feedback von Ihnen erhalten. Senden Sie uns doch bitte unten stehenden Abschnitt an folgende Adresse:

Allen Carr´s Easyway Deutschland
Erich Kellermann
Kirchenweg 41
D-83026 Rosenheim

Liebes Allen-Carr-Team,
HURRA, ICH BIN NICHTRAUCHER!

Name:

Adresse:

Bemerkungen:

Allen Carrs Easyway International

Internationale Website: www.allencarr.com

AUSTRALIEN

Südaustralien
> *Phillip Collins*
Tel.: 08 8355 2999
Freephone: 1300 886 031
E-Mail: sa@allencarr.com.au

Süd-Queensland
> *Jonathan Wills*
Tel.: 1300 855 806
Fax: 07 3892 4223
E-Mail: sqld@allencarr@com.au

Sydney
> *Natalie Clays*
Tel. & Fax: 1300 785 180
E-Mail: nsw@allencarr.com.au

Victoria
> *Gail Morris*
Tel.: 03 9894 8866
Freephone: 1300 790 565

Westaustralien
> *Dianne Mead*
Tel.: 1300 557 801
E-Mail: wa@allencarr.com.au

BELGIEN

Antwerpen
> *Dirk Nielandt*
Tel.: 03 281 6255
Fax: 03 744 0608
E-Mail: easyway@dirknielandt.be

DÄNEMARK

Kopenhagen
> *Mette Fonss*
Tel.: 0045 7026 7711
E-Mail: mette@easyway.dk

ECUADOR

Quito
> *Ingrid Wittich*
Tel. & Fax: 02 2820 920
E-Mail: toisan@pi.pro.ec

FRANKREICH
Freephone: 0800 FUMEUR
> *Eric Serre*
Tel.: 04 9133 5455
E-Mail: info@allencarr.fr

Karibik, Guadelupe, Antillen
> *Fabiana de Oliveira*
Tel.: 05 9084 9521
E-Mail: allencaraibes@wanadoo.fr

GRIECHENLAND

Attika & Athen
> *Panos Tzouras*
Tel.: 0030 210 522 487
E-Mail: panos@allencarr.gr

GROSSBRITANNIEN
Helpline: 0906 604 0220
Freephone: 0800 389 2115

London
> *John Dicey, Sue Bolshaw,*
Sam Carroll, Colleen Dwyer,
Crispin Hay, Jenny Rutherford
Tel.: 020 8944 7761
Fax: 020 8944 8619
E-Mail: mail@allencarr.com

Birmingham
> *John Dicey, Colleen Dwyer,*
Crispin Hay
Tel. & Fax: 0121 423 1227
E-Mail: easywayadmin@tiscali.co.uk

Bournemouth & Southampton
> *John Dicey, Colleen Dwyer,*
Sam Carroll
Tel. & Fax: 01425 272757

Brighton
> *John Dicey, Colleen Dwyer,*
Sam Carroll
Tel.: 0800 028 7257

Bristol & Swindon
> *Charles Holdsworth Hunt*
Tel.: 0117 950 1441
E-Mail: stopsmoking@
easywaybristol.co.uk

Buckinghamshire (Milton Keynes, High Wycombe, Oxford & Aylesbury)
> *Kim Bennett*
Tel.: 0800 0197 017
E-Mail: kim@easywaybucks.co.uk

Coventry
> *Rob Fielding*
Tel.: 0800 321 3007
E-Mail: info@easywaycoventry.co.uk

Derby
> *Mark Hargreaves*
Tel.: 0845 257 5994
E-Mail: info@easywayderby.co.uk

Exeter
> *Charles Holdsworth Hunt*
Tel.: 0117 950 1441
E-Mail: stopsmoking@
easywayexeter.co.uk

Kent
> *Angela Jouanneau*
Tel.: 0800 389 2115

Lancashire & Southport
> *Mark Keen*
Tel.: 0800 077 6187
E-Mail: mark@
easywaylancashire.co.uk

Leicester
> *Rob Fielding*
Tel.: 0800 321 3007
E-Mail: info@easywayleicester.co.uk

Liverpool
> *Mark Keen*
Tel.: 0800 077 6187
E-Mail: mark@easywayliverpool.co.uk

Manchester
> *Rob Groves*
Freephone: 0800 804 6796
E-Mail: stopsmoking@
easywaymanchester.co.uk
> *Eva Gray*
E-Mail: eva@evagray.net

Nordirland
Tel.: 0845 094 3244
E-Mail: tara@easywayni.com

North East
> *Tony Attrill*
Tel. & Fax: 0191 581 0449
E-Mail: info@stopsmoking-uk.net

Nottingham
> *Mark Hargreaves*
Tel.: 0845 257 5994
E-Mail: info@easywaynottingham.co.uk

Reading
> *John Dicey, Colleen Dwyer,*
Sam Carroll
Tel.: 0800 028 7257

Schottland
> *Joe Bergin*
Tel.: 0131 449 7858
E-Mail: info@easywayscotland.co.uk

Süd-Cheshire & Nord-Staffordshire (Crewe & Stoke)
> *Debbie Brewer-West*
Tel.: 01270 50147
E-Mail: debbie@
easyway2stopsmoking.co.uk

Südwales (Cardiff & Swansea)
> *Charles Holdsworth Hunt*
Tel.: 0117 950 1441
E-Mail: stopsmoking@
easywaycardiff.co.uk

Staines & Heathrow
> *John Dicey, Colleen Dwyer,*
Sam Carroll
Tel.: 0800 028 7257

Yorkshire
> *Rob Groves*
Freephone: 0800 804 6796
E-Mail: stopsmoking@
easywayyorkshire.co.uk

IRLAND

Dublin & Cork
> *Brenda Sweeney & Team*
Tel.: 01 494 9010
Fax: 01 495 2757
E-Mail: info@allencarr.ie

ISLAND

Reykjavik
> *Petur Einarsson*
Tel.: 553 9590
Fax: 588 7060
E-Mail: easyway@easyway.is

ITALIEN

Mailand
> *Francesca Cesati*
Tel. & Fax: 02 7060 2438
E-Mail: info@easywayitalia.com

JAPAN

Tokio
> *Miho Shimada*
Tel.: 0081 3 3507 4020
Fax: 0081 3 3507 4022
E-Mail: info@allen-carr.jp

KANADA
Freephone: 1 866 666 4299
> *Damian O'Hara*
Tel.: 905 849 7736
Fax: 905 849 9237
E-Mail: nicole@
theeasywaytostopsmoking.com

KOLUMBIEN

Bogota
> *Jose Manuel Duran*
Tel.: 571 627 1193
E-Mail: easywaycolumbia@
cable.net.co

MAURITIUS
Tel.: 00230 727 5103
> *Heidi Houreau*
E-Mail: allencarrmauritius@yahoo.com

MEXIKO
> *Jorge Davo, Mario Campuzano*
Otero
Tel.: 05255 2623 0631
E-Mail: info@allencarr-mexico.com

NEUSEELAND

Auckland
> *Vickie Macrae*
Tel.: 09 626 5390
E-Mail: vickie@easywaynz.co.nz

NIEDERLANDE

Amsterdam
> *Eveline de Mooij*
Tel.: 020 465 4665
Fax: 020 465 6682
E-Mail: amsterdam@allencarr.nl

Nimwegen
> *Jacqueline van den Bosch*
Tel.: 024 336 03305
E-Mail: nijmegen@allencarr.nl

Rotterdam
> *Kitty van't Hof*
Tel.: 010 244 0709
Fax: 010 244 0710
E-Mail: rotterdam@allencarr.nl

Utrecht
> *Paula Rooduijn*
Tel.: 035 602 9458
E-Mail: soest@allencarr.nl

NORWEGEN

Oslo
> *Laila Thorsen*
Tel.: 23 272 939
Fax: 23 272 815
E-Mail: post@easyway-norge.no

POLEN

Warschau
> *Anna Kabat*
Tel.: 022 621 3611
E-Mail: info@allen-carr.pl

PORTUGAL

Oporto
> *Ria Slof*
Tel.: 22 995 8698
E-Mail: info@comodeixardefumar.com

SCHWEDEN

Göteborg & Malmö
Tel.: 0708 20078
E-Mail: martin@easyway.nu

Stockholm
> *Nina Ljingquist*
Tel.: 08 5999 5731
E-Mail: info@allencarr.se

SERBIEN
E-Mail: milos.rakovic@
allencarrserbia.com

SLOWAKEI
> *Adriana Dubecka*
Tel.: 00421 908 572 551 (Slowakei),
E-Mail: therapeut@allencarr.sk

SPANIEN
> *Geoffrey Molloy, Rhea Sivi
& Team*
Tel.: 902 102 810
Fax: 942 832 584
E-Mail: easyway@
comodejardefumar.com

SÜDAFRIKA
Helpline: 0861 100 200

Kapstadt
> *Dr. Charles Nel*
Tel.: 021 851 5883
E-Mail: easyway@allencarr.co.za

Pretoria
> *Dudley Garner*
Tel.: 084 327 9929
E-Mail: info@allencarr.co.za

TSCHECHIEN
> *Adriana Dubecka*
Tel.: 00420 774 568 748
E-Mail: therapeut@allencarr.cz

TÜRKEI
> *Emre Ustunucar*
Tel.: 0090 212 358 5307
E-Mail: info@allencarrturkiye.com

USA
Helpline: 1 866 666 4299
> *Damian O'Hara*
Tel.: 212 696 6768 (New York)
E-Mail: info@
theeasywaytostopsmoking.com

Besser leben mit Allen Carr

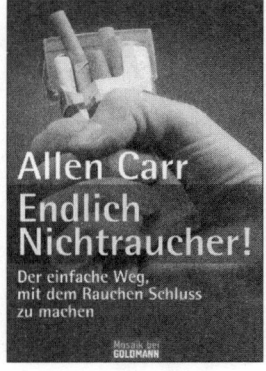

13664

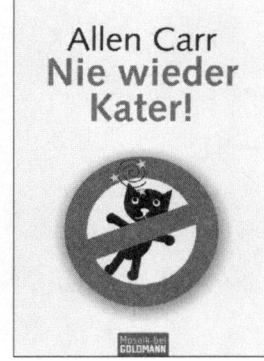

16806

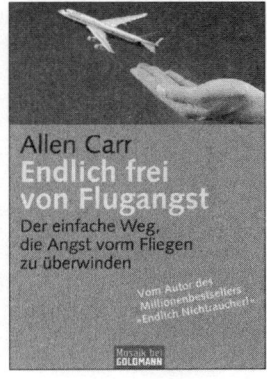

16288

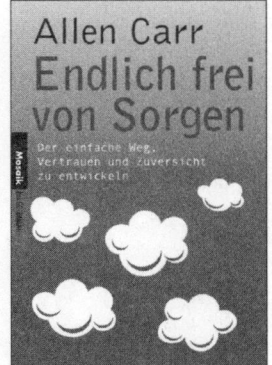

16433

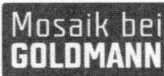

Frei von Nikotin mit Allen Carr

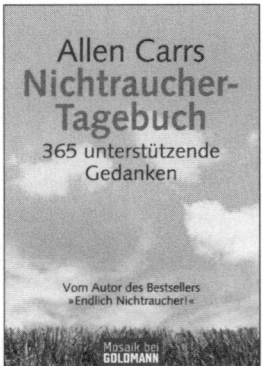

16682

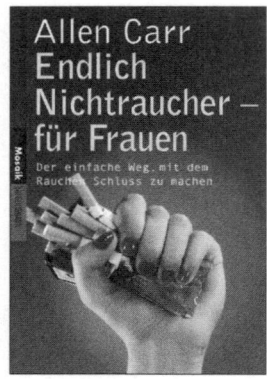

16542

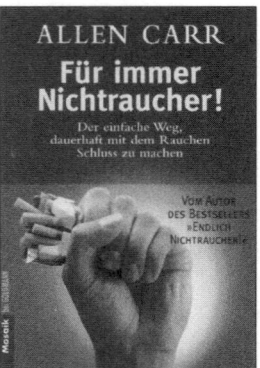

16293

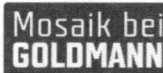

Wege in ein angstfreies Leben

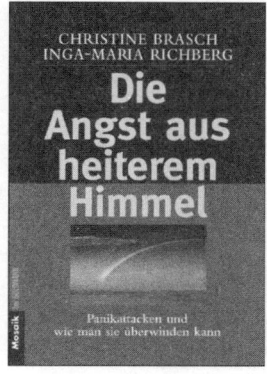

16394

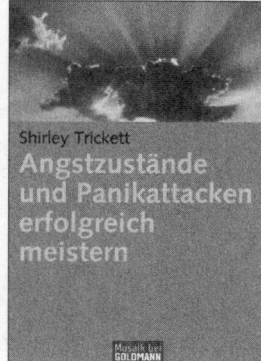

16439

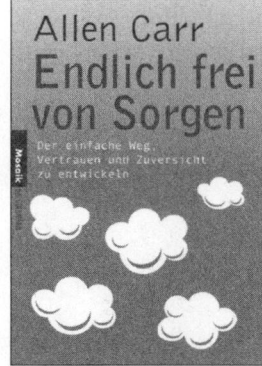

16433

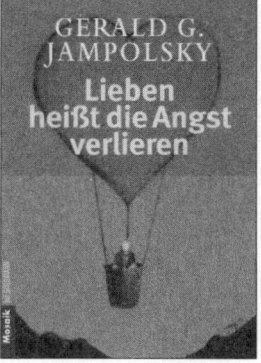

10381

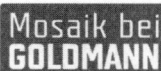

Für einen starken Auftritt

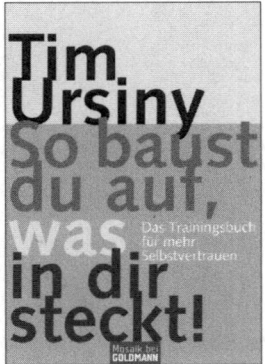

16854

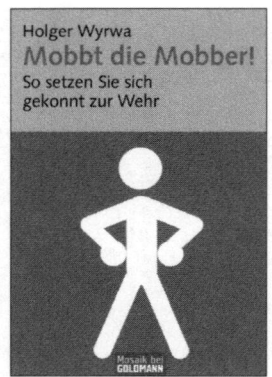

16804

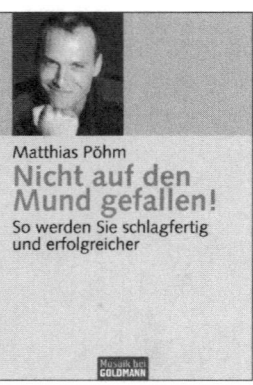

16575

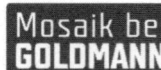

Finanzen im Griff

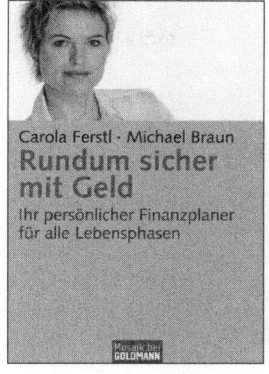

Carola Ferstl · Michael Braun
Rundum sicher mit Geld
Ihr persönlicher Finanzplaner
für alle Lebensphasen

16868

George S. Clason
Der reichste Mann von Babylon
Erfolgsgeheimnisse der Antike

Der erste Schritt
in die finanzielle Freiheit

16383

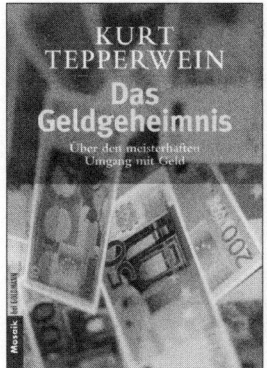

KURT
TEPPERWEIN
Das Geldgeheimnis
Über den meisterhaften
Umgang mit Geld

16380

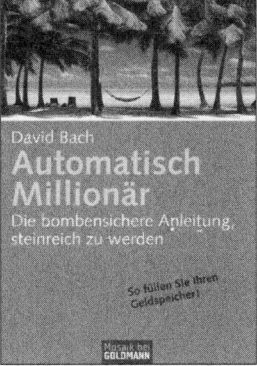

David Bach
Automatisch Millionär
Die bombensichere Anleitung,
steinreich zu werden

So füllen Sie Ihren
Geldspeicher!

16745

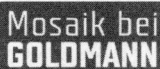

Mosaik bei
GOLDMANN

GOLDMANN

Einen Überblick über unser lieferbares Programm
sowie weitere Informationen zu unseren Titeln und
Autoren finden Sie im Internet unter:

www.goldmann-verlag.de

Monat für Monat interessante und fesselnde
Taschenbuch-Bestseller

Literatur deutschsprachiger und internationaler Autoren

∞

Unterhaltung, Kriminalromane, Thriller,
Historische Romane und Fantasy-Literatur

∞

Klassiker mit Anmerkungen, Anthologien
und Lesebücher

∞

Aktuelle Sachbücher und Ratgeber

∞

Bücher zu Politik, Gesellschaft, Naturwissenschaft
und Umwelt

∞

Alles aus den Bereichen Esoterik, ganzheitliches Heilen
und Psychologie

Die ganze Welt des Taschenbuchs

Goldmann Verlag · Neumarkter Straße 28 · 81673 München

GOLDMANN